李占东 主编

第二辑 消化系统疾病秘验方

1955—1975

全国中医献方类编

痔疮 脱肛

学苑出版社

图书在版编目（CIP）数据

痔疮、脱肛：1955—1975 全国中医献方类编／李占东主编．—北京：学苑出版社，2019.7（2022.9 重印）
ISBN 978-7-5077-5743-9

Ⅰ.①痔…　Ⅱ.①李…　Ⅲ.①痔-验方-汇编②直肠脱垂-验方-汇编　Ⅳ.①R289.52

中国版本图书馆 CIP 数据核字（2019）第 122919 号

责任编辑：付国英
出版发行：学苑出版社
社　　址：北京市丰台区南方庄 2 号院 1 号楼
邮政编码：100079
网　　址：www. book001. com
电子信箱：xueyuanpress@ 163. com
电　　话：010-67603091（总编室）、010-67601101（销售部）
印　刷　厂：廊坊市都印印刷有限公司
开本尺寸：880×1230　1/32
印　　张：3.5
字　　数：115 千字
版　　次：2019 年 7 月第 1 版
印　　次：2022 年 9 月第 2 次印刷
定　　价：32.00 元

1955—1975 全国中医献方类编
编委名单

主　编　　李占东

副主编　　郑　智　　张　喆

编　委　　（按姓氏笔画排序）

王淑华　　王颖辉　　冯　烨

杨凤英　　杨金利　　杨殿啟

李　军　　岳红霞　　徐秀兰

董群弟　　傅开龙

前　言

　　随着人们对自身健康的愈加关注，了解、学习中医和中药已蔚然成风。尤其是那些经受住了临床验证而流传沿用至今的单方、验方、秘方，因其便于使用，能花小钱治大病，而深受读者、尤其是非医药专业的普通大众的喜爱。

　　一直以来，中医医家和学者均有将家传或收集的单方、验方、秘方刊刻出版的传统。据统计，历代方书中占绝大多数的都是单方、验方和秘方类，充分说明了这一类药方有确切的疗效和长久的生命力。

　　众所周知，受传统思想影响，许多中医都抱着"有子传子，无子传贤；无子无贤，抱卷长眠"的思想，验方秘方概不轻易外传。但在 20 世纪 50 到 70 年代，在政府的主导和动员下，搞过多次颇有成效的全国献方运动，许多老中医不仅公开交流了他们历年积累的医学经验，还纷纷献出了自己压箱底的治病药方。

　　如，四川省郫县 70 多岁的老中医钟载阳献出祖传治疗腹水的秘方，河北承德民间医生盛子章献出治疗梅毒的秘方，四川省江津市中医邱文正献出"跳骨丹"方，江苏省南通中医院的陈照献出治瘰疬方，河北省石家庄市中医献出治疗乙脑的秘方，江苏省南通季德胜献出季家六代祖传的蛇虫毒秘方，贵州省挖掘出著名的卢老太太治疗慢性肾炎的秘方，江苏省第二康复医院杨雨辰医师献出家传三代的验方四册，等等。

这些献方均由各省组织专家进行审核编纂，保留有确切疗效的，剔除有毒有害的，最终集结成书。遗憾的是，这些书很多后来一直没有再版，市场上也鲜有流传，导致昔日瑰宝被尘封多年。

为了使这一时期的珍贵药方不被丢弃泯灭，我们多方搜集 1955—1975 年间编纂的献方共 96 册。因为当时的献方运动是按照地区来开展进行，所以这些书也都是按照地区来编的，如河北省验方，山西省验方等。这样以地域为纲的编法，不便于现代人的阅读查用。所以，我们又把书中的献方顺序全部打乱，并按照常见疾病如胃病、哮喘等，重新编排成册，以更切合当今读者需求。

本着"有则多，无则少"的原则，本次整理出的这套丛书分为十辑，共 39 本。第一辑：呼吸系统常见疾病，共三本。第二辑：消化系统常见疾病，共六本。第三辑：泌尿系统常见疾病，共两本。第四辑：妇科常见病，共 7 本。第五辑：儿科常见病，共三本。第六辑：心脑血管常见疾病，共两本。第七辑：内分泌系统常见疾病，共两本。第八辑，其他常见病，共六本。第九辑：外科骨伤病，共三本。第十辑：五官科疾病，共四本。统一称为《1955—1975 全国中医献方类编》。

与市场上流行的很多药方出处不明也不知是否有效的方书不同，本套丛书最大特色就是献方的真实性，以及疗效的确切性。

之所以能这么肯定，还要从那场轰轰烈烈的全国献方运动说起。毫无疑问，那是一次全国范围内自上而下，深受当时政府重视的的中医运动。

1941 年 9 月，陕甘宁边区国医研究会召开第二次代表会议，与会中医献出治疗夜盲症、腹痛、心痛、花柳等病的祖传秘方十余种，这是中国共产党领导的中医工作中第一次公开献方，意在打破传统中医的保守风气，使验方、秘方能广泛传播，为民所用，并借此提高中医政治地位。

此后，边区组织各地召开医药研究会和医药座谈会，发现了很多模范医生，也公开了很多秘方。

1944 年，既是中医业者，又素为毛泽东所推重的陕甘宁边区政府副主席李鼎铭再次号召中医者公开各自的秘方。

1955 年 3 月召开的全国卫生科学研究委员会第一届第四次会议强调："……对中医中药知识和中医临床经验进行整理和研究，搜集和整理中医中药书籍（包括民间验方、单方），使它提高到现代的科学水平，是我们医学科学研究工作者的光荣任务。"从而明确指出要对献方进行整理研究并集结出版，全国各地均积极响应号召。

较早开展此项工作的是江苏省徐州市卫生局。1954 年 10 月，徐州市卫生局聘请了 9 名经验丰富的中医对该地区所献验方进行甄审，并将这些验方分为三类：第一类是用于治疗常见病，且临床已证实有效；第二类是用于治疗常见病，临床上认为使用有效而尚未经科学证实者；第三类是治少见病或有离奇药，临床疗效不显著者。经过层层筛选，最后，仅从第一、二类验方中选出了 18 个确有实效的进行推广。

同样的，为确证献方疗效，杭州市卫生局组织中西医生进行共同讨论和分析；南通市则召开"中医验方试用座谈会"，由中医师介绍验方试用情况并进行讨论。

虽然全国各地对验方进行筛选的具体做法不尽相同，但都是稳妥而令人信服的。

1955年，江苏、福建两省出版了中医验方集。1956年，山西、江苏、河北、辽宁、黑龙江、福建6省相继出版了中医验方集；1957年，云南、四川、河南、广东、山东、陕西6省及西安市出版了中医验方集，河北、山西、黑龙江等省则出版了验方续集；1958年，广西、吉林、安徽、贵州、青海等省和重庆市、武汉市也组织出版了验方集，江苏、河南两省则出版了验方续集。

这些验方集出版后，都深受读者好评，一版再版。

1958年10月11日，毛泽东主席指出："中国医药学是一个伟大的宝库，应当努力发掘，加以提高。"于是，采集单方、验方、秘方之举由面向中医从业者迅速扩大为全国范围内的群众运动。可以说，此时的献方运动已经带有了强烈的政治色彩，各地"先后编出了数以百计的中医验方集"，献方数量之庞大令人震撼，但内容良莠不齐的情况也开始出现。

值得一提的是，由浙江中医研究所实验确证"蝌蚪避孕单方"无效的报道于1958年4月发表于《人民日报》，该报还在《编后》中告诫："民间单方在经过科学分析、实验和研究鉴定后再进行推广，才能对人民健康有所保证！"

同年11月，《人民日报》社论要求，"必须组织人力把这些民间药方分门别类地加以整理，并进行研究和鉴定"。说明当时已注意到，不经过细致的研究整理和验证就大事推广，是不妥当的。必须本着认真负责的态度，进行去粗取精和去伪存真的工作。

之后很长的时间里，全国各地整理出版的献方集基本遵循此原则，对药方的可靠性和有效性进行把关，不再一味追求多和全。如江西省中医药研究所整理出版的《锦方实验录》仅"精选了附有治验的255方"。

单方、验方、秘方既然多年来不断传承并在民间得以运用，必然有其独特的治疗价值，我们理应重视并将其传承推广下去。所以本套丛书按照常见疾病对献方进行分类归纳，相较当时对药方按照地域划分的方式，明显现在的编排更方便读者查找使用。

本着对献方者的尊重，方中的计量单位仍保留原样（多为钱、两），不予以修改。

中医"法可定，方无穷"，尽信方不如无方，故读者在查询使用时尽量能咨询相关专家，辨证论治与专病专方相结合。当然在本套丛书的编纂过程中，我们将含有毒性药物、国家现已明确规定不能使用药物的药方，以及带有明显迷信色彩的药方均一一进行剔除，希望能尽量保证本套书中献方的安全性和有效性，也希望这些目前看来仍不为大众熟知的单方、验方、秘方能早日为人民健康作出应有的贡献。

本套丛书从开始四处搜集资料到终于成书面世，历时近十年！原始资料的搜集、翻拍，对大量资料内容的进一步甄别、整理，每一册书中所收录验方的删选、归类，药物剂量的逐一核实，都花费了大量的时间和人力。在此，还要特别感谢提供资料的刘小军，不厌其烦整理内容、调整版式的郑杰，以及在成书过程中给予很多建议和方案的学苑出版社陈辉社长，感谢他们多年以来的支持和付出！

最后，希望这套颇具特色的验方系列丛书，能发挥出它们独特的治疗价值，并能得到应有的重视和广泛的传播！

学苑出版社　付国英
2019 年 6 月 11 日

目　　录

一、痔疮

　　痔疮是直肠末端黏膜下和肛管皮肤下的直肠静脉丛发生扩大、曲张所形成的柔软静脉团，或肛缘皮肤结缔组织增生或肛管皮下静脉曲张破裂形成的隆起物。男女老幼皆可患，故有"十人九痔"之说。

　　根据发病部位不同，痔疮分为内痔、外痔及混合痔。

　　【主治】　肠风便血及痔疮出血。

　　【方药】　槐树根白皮四两

　　【用法】　将槐树根白皮洗净煎水煮饭吃，连用十余次效。

　　【出处】　岳阳县中医傅辉吾（《湖南省中医单方验方》第二辑）。

　　【主治】　大便下血，不论内痔外痔，肠风下血，里急后重，日夜不宁。

　　【方药】　三尺深黄泥一坨，加水和匀，捻得如鸡蛋大，内包大蒜头一个，捻紧成团，放在火上烧红过性，用厚朴三钱、槐米五钱，煎水淬服，泥团可再用，愈陈愈好。

　　【用法】　如上。

【出处】 湖南省中医院内科医师李新华（《湖南省中医单方验方》第二辑）。

【主治】 痔疮便血。

【方药】 荸荠四两

【用法】 每天生吃。

【出处】 孝感专署（《湖北验方集锦》第一集）。

【主治】 痔疮。

【方药】 绿竹笋二两

【制法】 用猪肉四两，同炖。

【用法】 内服，服时加盐少许。服后禁食烟酒海椒。

【出处】 张顺木（《中医采风录》第一集）。

【主治】 痔疮久不愈。

【方药】 黄连须五钱至一两

【制法】 将须装入猪直肠内，外用黄泥包裹，置火上烧熟去泥，把须打成面。

【用法】 兑白开水每次二至三钱。

【出处】 卿联升（《中医采风录》第一集）。

【主治】 痔疮。

【方药】 胖大海五钱

【用法】 水煎服，外用狼毒四两熬水，用白布蘸洗患处。

【出处】 商都县史天保（《十万金方》第一辑）。

【主治】　痔痈。

【方药】　皮硝。

【制法】　煎洗。

【用法】　洗患处。

【治验】　一日即愈。

【出处】　阳原县苗荣甫（《十万金方》第三辑）。

【主治】　痔疮。

【方药】　大将军（用头上带角的好）一个

【制法】　焙干为面。

【用法】　顿服，白水送下。

【出处】　武安县丁守谦（《十万金方》第十二辑）。

【主治】　痔疮。

【方药】　黄鳝鱼一条

【用法】　将黄鳝阴干，用芝麻油渍透，将鱼挂起来，用火点着，下放一碗摘滴下之油，用此油抹痔疮自消。

【出处】　史家佐村刘兆熊（《祁州中医验方集锦》第一辑）。

【主治】　痔疮便血。

【方药】　苦瓜头约量

【用法】　水酌量，煎服之。

【出处】　南靖县龙山医院庄昭善（《采风录》第一集）。

【主治】 痔疮。

【方药】 团鱼头—个

【制法】 以雄黄末涂满团鱼头,挂在有风处吹干。

【用法】 用时将团鱼头放瓦上烧煅,患者坐桶上熏。熏毕再把团鱼头研末,调麻油敷患部。

【提示】 团鱼头,即鳖头。

【出处】 将乐县邱文翰(《福建省中医验方》第二集)。

【主治】 痔疮。

【方药】 霜降后,早晨有霜土块

【用法】 用土块擦肛门,每天擦四五次。

【出处】 洛专李宗道(《河南省中医秘方验方汇编》续一)。

【主治】 痔疮出血,疼痛难忍。

【方药】 芒硝二两

【制法】 将芒硝用开水溶化。

【用法】 趁热熏洗患处,每日二次,四五次可愈。

【出处】 洛专潘尧举(《河南省中医秘方验方汇编》续一)。

【主治】 痔疮肿疼。

【方药】 元明粉四两至半斤

【用法】 将元明粉装在尿壶内,冲入热水,将患处对准壶口熏之,数次可愈。

【出处】 新专杨明庆(《河南省中医秘方验方汇编》续

二）。

　　【主治】　痔疮。
　　【方药】　霜打槐豆
　　【用法】　每早开水冲服三合，五六日可好。
　　【出处】　新专李子才（《河南省中医秘方验方汇编》续
二）。

　　【主治】　痔疮。
　　【方药】　木鳖子
　　【用法】　以水磨浓汁搽患处，或用陈醋磨。
　　【出处】　湘阴县中医（《湖南省中医单方验方》第一
辑）。

　　【主治】　痔疮。
　　【方药】　刺猬皮焙燥
　　【用法】　为末，用麻油调搽，如有破烂时加红粉少许。
　　【出处】　醴陵县中医陈兆甲（《湖南省中医单方验方》
第二辑）。

　　【主治】　痔疮。
　　【方药】　满天星。
　　【用法】　煎鸭蛋吃。
　　【出处】　奉节县钱光旭（《四川省医方采风录》第一
辑）。

【主治】　痔疮。

【方药】　斑鸠果耳根八钱

【用法】　炖猪大肠服。

【出处】　蓬安县中医学会（《四川省医方采风录》第一辑）。

【主治】　痔疮。

【方药】　皂角刺

【用法】　炖猪肉服。

【出处】　酉阳县中医代表会（《四川省医方采风录》第一辑）。

【主治】　痔疮。

【方药】　猪鼻孔根二至三两

【用法】　炖子鸡服。

【出处】　什邡中医代表会（《四川省医方采风录》第一辑）。

【主治】　痔疮出血流黄水。

【方药】　猪苦胆汁

【用法】　先将胆囊剪一小口，次将胆汁倒入口中吞下，然后抓一些好茶叶放入口中慢嚼，只咽其汁，三至五分钟后，吐去茶叶、漱口。一个星期服一次，以愈为度。

【治验】　据史同志经验，第一次吃了以后，下午肚子有些泻，大便时肛门有些难受，但并不厉害，第二个星期又吃了一个，同样有些泻，第三个星期痔疮已基本消失，一月后完全没有痔疮的现象了。

【出处】 成都市史裔宏（《四川省医方采风录》第一辑）。

【主治】 痔疮。

【方名】 民间验方

【方药】 活螺蛳一只

【用法】 取来洗净，将活螺蛳口对住肛门扎定。

【疗效】 经用该法治疗，一次即愈。

【出处】 贵溪县卫协分会严臣（《江西省中医验方秘方集》第二集））。

【主治】 痔疮。

【方名】 民间秘方

【方药】 剪刀草根二至三钱

【用法】 新鲜取来洗净，用猪肉四两和药煮吃下，日服一次。

【出处】 吉水县卫协分会张宏纪（《江西省中医验方秘方集》第二集））。

【主治】 痔疮。

【方药】 脚鱼头一个

【用法】 取上药烧灰存性，研成细末，麻油调涂患部，轻者数次即愈。

【出处】 黄芦英（《崇仁县中医座谈录》第一辑）。

【主治】　痔疮。

【方药】　公猪苦胆汁

【用法】　将胆汁涂患处，每天 1~2 次。

【提示】　此方适用外痔，用后能很快消肿、止痛。

【出处】　江西东乡（《中医名方汇编》）。

【主治】　痔疮。

【方药】　苦海萝

【用法】　将苦海萝研成末，用鸡蛋调和，再加猪油，然后蒸煮。每日服 1~3 次，连服 3~6 日，一般 6~9 次后症状即显著好转，首先大便易解，痔疮停止流血，并渐萎缩。

【提示】　详询云南曲靖专区医院制药厂

【出处】　（《中医名方汇编》）。

【主治】　痔痛难忍。

【方药】　全蝎子（不拘多少）

【用法】　烧烟熏之。

【出处】　姜正卿（《中医验方汇编》）。

【主治】　痔痛难忍。

【方药】　木鳖子

【用法】　研成细末，陈醋调之，浓涂疮上。

【出处】　姜正卿（《中医验方汇编》）。

【主治】　痔疮。

【方药】　河中螺蛳

【用法】　用明矾点其肉，即化为水，用以涂患处。
【出处】　西宁铁路医院（《中医验方汇编》）。

【主治】　痔疮。
【方药】　木耳一两
【用法】　用开水泡软，早晨空腹吃，然后吃早点。
【提示】　轻的一斤，重的二斤即愈。
【出处】　西宁铁路医院（《中医验方汇编》）。

【主治】　多年痔疮。
【方药】　槐树豆
【用法】　熬水熏洗。
【出处】　西宁铁路医院（《中医验方汇编》）。

【主治】　痔出血。
【方药】　翻白草三两
【制法】　研末。
【用法】　每次三钱，黄酒送下。
【出处】　侯宝山（《大荔县中医验方采风录》）。

【主治】　痔疮。
【方药】　螺丝（又名海螺）一个
【制法】　用冰片一分，装入海螺壳内化成水。
【用法】　涂痔疮处。
【出处】　王文汉（《大荔县中医验方采风录》）。

【主治】 初发痔疮。

【方药】 过山龙（地瓜根）二两

【制法】 加水煎汤。

【用法】 趁热熏洗。

【出处】 王治平（《贵州民间方药集》增订本）。

【主治】 痔疮及大肠下血。

【方药】 败竹子花

【制法】 阴干，研成细末。

【用法】 开水吞服。

【出处】 蒋朝顺（《贵州民间方药集》增订本）。

【主治】 痔疮。

【方药】 锯锯藤五钱

【制法】 煎水内服。

【出处】 陈仲寅（《贵州民间方药集》增订本）。

【主治】 内外痔。

【方药】 小豆柴根（铁扫帚）五钱

【制法】 用烧酒四两，热浸一天。

【用法】 每日一次，每次一酒杯，临睡时服。

【出处】 古少清（《贵州民间方药集》增订本）。

【主治】 内外痔。

【方药】 青果核三十个

【制法】 煅灰成末，与蜂蜜一两调和。

【用法】 内服；同时用热水洗痔后外搽。

【出处】 民间流行（《贵州民间方药集》增订本）。

【主治】 痔疮。

【方药】 鱼腥草五两

【用法】 用水六斤，煮半小时，将水倾入痰盂内，熏臀部，迨药凉时，用清水洗之，连熏数天。

【提示】 脱肛痔，须在脱肛时熏之。忌刺激性食物。

【出处】 金华市蒋寿庆（《浙江中医秘方验方集》第一辑）。

【主治】 痔疮。

【方药】 无花果叶二两

【制法及用法】 水煎熏洗。

【出处】 运城刘安顺（《山西省中医验方秘方汇集》第二辑）。

【主治】 内外痔。

【方药】 洋金花半斤

【制法】 熬水。

【用法】 熬水熏洗，凉了再温再洗，多洗为妙。洗完将水保存，明天再洗。

【提示】 不但有效，而且除根。

【出处】 西安市中医学会会员崔秋坪（《中医验方秘方汇集》）。

【主治】 痔疮肿疼，大便干燥。

【方药】 木鳖子二两

【制法】 将木鳖子捣烂，煎汤。

【用法】 趁热熏洗，妇女产后不便服药，洗之更妙。

【出处】 西安市中医进修班陈子明（《中医验方秘方汇集》）。

【主治】 痔核。

【方药】 生半夏七至八分（约六至七个）　白酒三两

【用法】 将生半夏捣碎，浸酒内泡至三昼夜，五天喝完，每日早晚喝一次（此药毒性猛烈可按日期喝完，不要任意多喝）。孕妇忌服。

【治验】 经服此方，痔核消缩痛止。曾治数例均收良效，没有副作用。

【出处】 长春中医学院刘金峰（《吉林省中医验方秘方汇编》第三辑）。

【主治】 痔疮。

【方药】 芒硝五两

【用法】 以开水冲化，装小坛内，趁热坐在坛口上熏之。

【治验】 此方使用多次有效。最重者，经手术未愈，用此方两次即愈。如便燥者，可服搜风丸，使其缓下。

【出处】 长春中医学院程万生（《吉林省中医验方秘方汇编》第三辑）。

【主治】　痔核脱出。

【方药】　苍耳子一斤

【用法】　用火炒黄，研成细面，白糖为引，每日服用三次，每次自酌适量即妥，内服七天即可转愈。

外洗药：骨皮一两　黑矾一两。用开水浸泡，趁热熏之，待温时洗患处。

【出处】　怀德县杨树范（《吉林省中医验方秘方汇编》第三辑）。

【主治】　熏痔方（民间秘方）。

【验方】　瓦苇（即瓦花）洗净后，用清水煮沸十分钟左右取出，放在坛中，患者坐在上面熏之，大约熏半小时左右，连续四五次，重者增加次数，很有效。

【出处】　周宏裕（《中医验方交流集》）。

【主治】　痔疮。

【方药】　臭牡丹茎叶一两

【制法】　捣烂取汁调沸水

【用法】　内服，腹泻下黑水即愈。

【出处】　（《中医采风录》第一集）。

【主治】　痔疮发炎。

【方药】　马齿苋一握　鲜豆腐一大块

【制法】　共煮汤。

【用法】　内服。

【出处】　任荣华（《中医采风录》第一集）。

【主治】　痔疮。

【方药】　蒺藜半斤　贯众四两　烧酒一斤　水一斤

【用法】　将上药煎三滚，趁热洗。

【出处】　尚义县杨生荣（《十万金方》第一辑）。

【主治】　痔疮。

【方药】　儿茶三钱　梅片一钱半

【制法】　共为细末。

【用法】　先将患处洗净，用香油调敷患部。

【治验】　达希沟村，刘元会曾患此症，经医院手术治疗无效，用此方一次即愈。

【出处】　康保县李宝山（《十万金方》第一辑）。

【主治】　痔疮痛痒。

【方名】　痔疮痛痒散

【方药】　地龙三钱　枯矾一钱

【制法】　共研为细末。

【用法】　将药末撒患处，痛痒即止。

【出处】　沽源县（《十万金方》第三辑）。

【主治】　痔疮。

【方药】　核桃仁四两　全虫二钱

【制法】　共研面，炼蜜为丸如桐子大。

【用法】　强健人每服十丸，瘦弱人每服四至六丸。

【出处】　获鹿县（《十万金方》第六辑）。

【主治】 痔痛。

【方药】 山豆爿草全株一两 青仔草一两

【用法】 加猪直肠三寸，水煎服。加白毛藤（即金线绿毛龟）效果更佳。

【提示】 治初期痔痛。

【出处】 福州市工农街一四三号林友梅（《福建省中医验方》第四集）。

【主治】 痔疮。

【方药】 无花果二两 犬跤骨（即扛板归）二两

【用法】 煎汤熏洗。

【出处】 省中医进修学校第四期（《福建省中医验方》第四集）。

【主治】 痔疮。

【方药】 椿木棍一个 小儿屎布一块

【制法】 将棍于火上烤热（愈热愈好），用小儿屎布包住棍。

【用法】 骑在棍上，紧贴痔疮，一日数次，即可除根。

【出处】 毛广顺（《河南省中医秘方验方汇编》）。

【主治】 痔疮发作，疼痛难忍。

【方药】 小蜗牛一把 上梅片二钱

【制法】 捣烂如泥摊布上。

【用法】 贴患处。

【出处】 翟兆坤（《河南省中医秘方验方汇编》）。

【主治】 狭窄性痔。

【方药】 田螺一个　冰片少许

【制法】 将冰片放入田螺内，其内物自溶化为液。

【用法】 滴痔上。

【出处】 赵百诗（《河南省中医秘方验方汇编》）。

【主治】 痔疮肿疼。

【方药】 熊胆五分　梅片五分

【制法】 共研细面，冷水调匀。

【用法】 涂患处。

【出处】 新专王庆修（《河南省中医秘方验方汇编》续二）。

【主治】 脱痔肿痛。

【方药】 天螺（焙枯）　梅片少许

【用法】 同研细末，撒于痔上，或用麻油调搽。

【出处】 宁乡县中医（《湖南省中医单方验方》第一辑）。

【主治】 脱痔肿痛。

【方药】 活水蛭五条

【制法】 放蜂糖中溶化。

【用法】 涂痔上每日十来次，涂时先将患处洗净。

【出处】 安仁县中医（《湖南省中医单方验方》第一辑）。

【主治】　肠痔出血。

【方药】　无花果　猪素肉

【用法】　常煮服。

【出处】　安仁县中医（《湖南省中医单方验方》第一辑）。

【主治】　痔核。痔在初发起时，不成疮瘘，用此方特效，否则不可用。

【方药】　猪胆一个　荞麦面若干

【制法及用法】　将荞面和胆汁制成丸，如绿豆大，分八次服之，早晚服，开水送下。

【禁忌】　辛辣食物。

【出处】　阳城县张锡荣（《山西省中医验方秘方汇集》第二辑）。

【主治】　痔核，疼痛甚剧，破流液体。

【方药】　患病十年以内者，用硫黄二两半至三两；五年以内者，用硫磺二两至二两半。红枣十二个去核留肉。

【制法及用法】　将硫黄和枣放于砂锅内，慢火先将硫溶化煮枣，再即起火，火熄起烟，以无烟后为度。每日吃硫枣两个，早晚各吃一个，开水送服，连用三料。

【禁忌】　刺激性食物。

【出处】　太原市魏毓英（《山西省中医验方秘方汇集》第二辑）。

【主治】 痔疮。

【方药】 夏枯草_{二两} 马齿苋_{二两}

【制法及用法】 将药熬水熏洗，每天一二次或三四次。

【禁忌】 雄鸡、鲤鱼。

【提示】 马齿苋性味酸寒，夏枯草苦平，二药俱有清湿热解毒之作用，治疗痔疮有一定效果。

【出处】 徐绍鑫（《成都市中医验方秘方集》第一集）。

【主治】 痔核肿痛出血。

【方药】 熊胆_{一至二分} 冰片_{五厘}

【用法】 用适量开水溶解，搽于患处。

【治验】 ①本人患痔核，肿痛焮赤出血，起坐不安，搽药一周而愈，十余年未复发。②杨某某，郭某某，赵某某，等三人因患痔核，焮肿疼痛，均搽用此药而愈。

【出处】 黎川县人民医院孔繁煜（《锦方实验录》）。

【主治】 痔疮脱下。

【方名】 民间验方

【方药】 冰片_{一钱} 石田螺_{四只}

【制法及用法】 冰片研成细粉，纳入石田螺内，顷刻即流螺涎。首先将患部洗净，再搽上该药。日搽数次。

【治验】 一般经用能即刻消肿、退热。

【出处】 宜黄县第四区吴仲生（《江西省中医验方秘方集》第二集）。

【主治】 痔疮、肛门坠痛下血。

【方名】 民间验方

【方药】 马齿苋_{不拘多少} 猪直肠_{一具（约五寸长）}

【制法及用法】 马齿苋新鲜取来，用清水洗净，猪直肠亦用清水洗净，将马齿苋筑满于猪直肠内，放锅里炆烂，勿放盐服之。连续服三日，每日一次。

【禁忌】 酸辣、煎炒、刺激之物。

【出处】 宜春县卫协分会萧文斌（《江西省中医验方秘方集》第二集））。

【主治】 痔疮。

【方药】 马齿苋_{不拘多少} 猪直肠_{一具}

【制法及用法】 将马齿苋筑肠中，炆烂服之，三次可愈。

【禁忌】 忌酸辣煎炒。

【出处】 宜春县卫协分会肖文斌（《江西省中医验方秘方集》第三集）。

【主治】 痔疮。

【方药】 螺丝_{四个} 冰片_{一分}

【制法及用法】 先即螺丝盖取去平放，加入冰片于内，过一段时间，把螺丝壳倒转，其汁即出，用小盏盛住，涂抹患部。

【出处】 蔡贻三（《崇仁县中医座谈录》第一辑）。

【主治】 痔疮。

【方药】 郁金炭　老三梅

【用法】 郁金炭、老三梅少许，用麻油调涂，停一时，即可止痛收缩，决不再发。

【提示】 此方适用外痔出血，疼痛不安。

【出处】 江西东乡（《中医名方汇编》）。

【主治】 痔疮。

【方药】 韭菜根

【用法】 用韭菜根煎水，放入大竹筒内乘热坐上熏之，每日熏二次，痔核逐渐缩小，继续熏之即愈。

【出处】 江西东乡（《中医名方汇编》）。

【主治】 内外痔，久年不愈，脓血杂下。

【方药】 母猪胆汁　荞麦粉

【用法】 和匀为丸阴干，每服三钱，早晚清汤送下。

【提示】 三钱分量太多，可一日分两次服之。

【出处】 鄞县验方（《浙江中医秘方验方集》第一辑）。

【主治】 痔疮。

【方药】 万年青半斤　五倍子一两

【制法】 万年青熬水，五倍子打面。

【用法】 先洗，再搽上药面。

【出处】 魏泽生（《中医采风录》第一集）。

【主治】 痔疮。

【方药】 老丝瓜一根　冰片二分

【制法】 将瓜焙碾为末，和冰片合匀，调麻油。

【用法】 搽患处。

【出处】 段景纯（《中医采风录》第一集）。

【主治】 内外痔。

【方药】 水蜡烛根三两　冬苋五钱

【制法】 炖猪肉，加入红糖。

【用法】 内服，可连服三次。

【出处】 张绍亨（《中医采风录》第一集）。

【主治】 大肠下血及痔疮。

【方药】 茨藜根二钱　芒硝一钱　扭子草一钱

【制法】 加水煎汤。

【用法】 内服、外洗并用。

【出处】 蒋朝顺（《贵州民间方药集》增订本）。

【主治】 痔疮。

【方药】 槐磨菇一个半　白矾三钱　艾叶醋炒三钱

【用法】 水煎熏洗。

【出处】 平山芦开太（《十万金方》第三辑）。

【主治】 内外痔疮。

【方药】 酒川连四钱　炒槐花四钱　麦冬二两

【制法】 共研细末，用猪大肠头，一尺多一根，将药面装入内，两头扎紧煮烂捣如泥，再入雄黄研一两，朴硝研一两，白芷一两，青黛五钱。将白蜡化开，与青黛合匀候冷，再共合一处，醋糊为丸。

【用法】　每付三钱，酒送下。

【出处】　张专涿鹿县杨隐之（《十万金方》第六辑）。

【主治】　痔疮疼痒，全身皮肤疹痒。

【方药】　川文蛤炒—两　轻粉二钱半　冰片五分

【制法】　共为细末。

【用法】　用唾沫占药面在手心上，搽患处，一日三次。

【治验】　樊济仁，十三岁腿上起红疹痒特甚，此药搽几次痊愈。

【出处】　巨鹿樊庆云（《十万金方》第六辑）。

【主治】　痔疮。

【方名】　辣椒散

【方药】　辣椒　食盐　香油各一斤

【制法】　将上药混合，炸干研碎。

【用法】　此药随饭用（即当菜吃），尽量多吃，吃完即愈。

【出处】　石家庄秦永平（《十万金方》第十二辑）。

【主治】　痔疮。

【方名】　治痔黄连丸

【方药】　黄连五钱　飞罗面五钱　猪胆汁量面粉调合

【制法】　把黄连研细末，与面用胆汁调和为丸，如黄豆大，晒干放瓶内贮藏。

【用法】 早晚空心服，每服三四丸。

【出处】 围场县柏钧（《十万金方》第十二辑）。

【主治】 痔疮。

【方药】 白矾一两 熟石膏一两 鬼柳树皮一把

【制法】 先将鬼柳树皮炖水，再将上二药放入男子便器内，再用炖之水冲入。

【用法】 患者坐便器上，熏肛门。

【出处】 魏厚兴（《河南省中医秘方验方汇编》）。

【主治】 痔疮。

【方药】 明雄一两 朱砂三钱 白蜡四两

【制法】 前二味共为末，白蜡溶化和为丸。

【用法】 每服三钱。

【出处】 许昌王灵仙（《河南省中医秘方验方汇编》续一）。

【主治】 痔疮（肛门肿疼及下血）。

【方药】 蜣螂一个焙干 梅片一钱 元寸三分

【制法】 共研极细末，香油调和。

【用法】 涂患处。

【出处】 新专黄文祥（《河南省中医秘方验方汇编》续二）。

【主治】 痔疮疼痛者。

【方药】 家羊粪（晒干）　苍耳子　艾蒿各适量

【用法】 上药置瓦器内，放在木桶中间以火燃烧，病人露臀部，在桶内上周围用棉衣盖紧，多次熏患处。

【出处】 慈利县中医邓世昌（《湖南省中医单方验方》第一辑）。

【主治】 痔疮。

【方药】 生半夏一两　白矾一两　麻柳叶适量（如无叶者以皮代之）

【用法】 熬水熏洗患处。

【出处】 安县张秉清（《四川省医方采风录》第一辑）。

【主治】 新久痔疮。

【方药】 马齿苋　芦竹笋　苦参各等分

【用法】 煎水服，日服三次。

【出处】 重庆市中医进修学校姚模卿（《四川省中医秘方验方》）。

【主治】 痔疮流脓血，红肿脱肛，疼痛不止，及肛门痈。

【方药】 藤黄五分　炉甘石二钱　冰片少许

【制法】 共为细末。

【用法】 以纱布两层，中夹药棉，外涂凡士林，药摊其上贴患处。

【出处】 西安市中医进修班杨瑞雪（《中医验方秘方汇集》）。

【**主治**】 新久痔疮。

【**方药**】 马齿苋 芦竹笋 苦参

【**制法**】 水煎浓汁。

【**用法**】 日服三次，连服数日。

【**出处**】 王心一（《中医采风录》第一集）。

【**主治**】 痔疮。

【**方药**】 三神丸：皂角子（炒焦存性） 川枳壳（炒） 五倍子各等分

【**用法**】 共研细末，炼蜜为丸，如梧桐子大，每服二十至三十丸，白开水送服。

【**出处**】 西宁药材公司赵俊卿（《中医验方汇编》）。

【**主治**】 内外痔疮。

【**方药**】 王不留行四钱 火硝二钱 鲫鱼（去肠杂）三尾

【**制法及用法**】 前二味分为三份，分装鱼腹，捆好，每日炖服一鱼。

【**提示**】 此方有行瘀破滞和祛湿消痛肿之作用。

【**出处**】 范物安（《成都市中医验方秘方集》第一集）。

【**主治**】 痔疮。

【**方药**】 藤黄一钱 熊胆一钱 梅片三分

【**制法及用法**】 共研细，用时，调入螺蛳水搽患处。

【**提示**】 本方具毒性，用于外治，不可内服。

【**出处**】 张翰之（《成都市中医验方秘方集》第一集）。

【主治】 肠风下血，以及肛门外痔出血。

【方药】 狗公荄蔸 棉藤蔸 野菊花蔸 金樱子蔸各四两

【用法】 上药均去粗皮洗净，用水煎两次，澄清去滓服，服后吃精肉四两，对肠风下血可以除根，对肛门外痔也能临时止血。

【出处】 岳阳县人民医院赵凤池（《湖南省中医单方验方》第二辑）。

【主治】 枯痔。

【验方】 枯痔散：红信石净末（放瓦上煅，待白烟净取起净末）一钱 枯矾二钱 乌梅肉炙存性二钱 飞朱砂三分

【用法】 上药共研极细末，用时以药敷于痔头上搓撚（周围好肉上不敷）。

【出处】 马逢乐（《中医验方交流集》）。

【主治】 内外痔疮。

【方药】 槐花三钱 枳壳二钱 川连三钱 槐角三钱

【用法】 将上药共研细末，炼蜜为丸，每次二钱，日服二次，开水送下。

【出处】 漳浦县深土六鳌郑九如（《采风录》第一集）。

【主治】 内外痔疮。

【方药】 白矾一钱 黄蚋一两 黑槐花二钱 山甲二钱

【用法】 将上药共研末，每服三钱，若服后便闭可加大黄三钱。

【出处】 长泰县共进社戴渔村（《采风录》第一集）。

【主治】 内外痔疮。

【方药】 侧耳根 怀木通 木贼 鸡屎藤

【用法】 炖猪肉吃。

【出处】 宣汉县中医代表会（《四川省医方采风录》第一辑）。

【主治】 痔疮。

【方药】 苦参三钱 槐角三钱 鸦胆子二钱 丝瓜根一尺

【用法】 炖猪大肠头服，早晚各服一次。

【出处】 南充市侯长椿（《四川省医方采风录》第一辑）。

【主治】 痔疮。

【方药】 臭芙蓉二两 芫花五钱 胆矾五分 芥子三钱

【制法】 共研细末。

【用法】 和生牛肉捣绒，敷疮上。

【出处】 峨眉县青龙诊所（《四川省医方采风录》第一辑）。

【主治】 痔疮下血。

【方药】 木贼一两 枳壳（炒黑）三钱 炮姜二钱 大黄（炒黑）三钱

【制法】 水煎。

【用法】 内服。

【出处】 胡明生（《中医采风录》第一集）。

【主治】　痔疮。

【方药】　银花一两　大力子一两　刺猬皮五钱　水岸板二两

【用法】　用水煎服。

【出处】　宜宾县邓伦林（《四川省医方采风录》第一辑）。

【主治】　痔疮。

【方药】　黄连三钱　乌梅三十个　大黄三钱　穿山甲三钱

【用法】　水煎，空腹服。

【出处】　姜正卿（《中医验方汇编》）。

【主治】　痔疮（发炎流血，大便干燥）。

【方药】　槐花二钱　冰片一分　丝瓜四钱　甘草二钱

【用法】　水煎服。

【出处】　西宁铁路医院车仑（《中医验方汇编》）。

【主治】　痔疮（不服药者）。

【方药】　铅粉五分　银朱五分　冰片五分　麝香一分

【用法】　研细末。先用自己尿洗患处，再将药末用棉花敷上。

【出处】　西宁中医院张险涛（《中医验方汇编》）。

【主治】　内外痔。

【方药】　槐花一两　山甲一两　石决明五钱　胡连五钱

【用法】　共为细末，每次三钱，开水送下。

【出处】　姚明斋（《大荔县中医验方采风录》）。

【主治】　痔疮。

【方药】　鸡蛋一个　血余一团　雄黄一钱　香油一两

【制法】　将鸡蛋煮熟用黄去青，血余（即头发）的油泥洗净，雄黄研细面，香油用勺熬沸，投入鸡蛋黄和血余，炸焦变色去渣，再投入雄黄面，随熬随搅，熬起蓝烟为度。

【用法】　涂患处。

【出处】　高阳县段柏林（《十万金方》第六辑）。

【主治】　痔疮。

【方药】　枯痔散：红砒（煅，净末）一钱　枯矾二钱　真乌梅肉（烧存性）二钱　朱砂三分

【用法】　共研细末，用时以口津湿手指，蘸药末搽痔疮上，一日三次。

【提示】　五、六日出臭水，出尽痔即干枯，不用上药。轻者七、八日痊愈，重者半月收功。

【出处】　西宁药材公司赵俊卿（《中医验方汇编》）。

【主治】　痔疮。

【方药】　五倍子散：五倍子二钱　荔枝草一钱　轻粉一钱　冰片八分

【用法】　五倍子、荔枝草焙黄，研末，轻粉另研，和匀，加冰片再研极细末，唾液蘸药末搽痔疮上。

【出处】　西宁药材公司赵俊卿（《中医验方汇编》）。

【主治】　痔核痔疮。

【方药】　轻粉一钱　龙骨一钱　儿茶一钱　冰片一钱

【用法】　共研为细面，混合均匀，用瓶贮藏，防泄药味。每日上两次，最好在晚上睡觉前上之，在上药前用新毛巾一条，开水待温洗涤患处，用毛巾擦干、上药。如内痔，则将肛门扩开，把药上在患处，并须卧床休息五至十五分钟，即可见效。

【治验】　经治疗数例，均收良好效果。

【提示】　此方药味组成简便，到处都能配制，可以大量推广试用。

【出处】　洮安县防疫站杨玉山（《吉林省中医验方秘方汇编》第三辑）。

【主治】　翻肛痔。

【方药】　花椒　白矾　五倍子　生半夏各等分

【制法】　将药盛罐内加水同煎沸十分钟，即用油纸将罐口封上，中间撮一小孔。

【用法】　以热气熏患处。

【出处】　刘楷风（《中医采风录》第一集）。

【主治】　痔疮。

【方药】　螃蟹七个　耳子五钱　白糖一两　烧酒二两

【制法】　共蒸熟。

【用法】　内服。

【出处】　黄孟兰（《中医采风录》第一集）。

【主治】　肠风下血，并可治内痔下血。

【方药】　蘼秧包根二两　茜草根六钱　红子树根一两　蒲

公英二两　槐花六钱　地榆一两　五花猪肉半斤

【用法】　加水炖后，去药渣，食猪肉及汤。

【出处】　重庆市中医进修学校黄克用（《四川省中医秘方验方》）。

【主治】　痔疮。

【方名】　化痔散

【方药】　红砒（旧瓦上煅白烟将尽）一钱　乌梅肉（火烧存性）二钱　枯矾二钱　朱砂（研细水飞）五分　麝香三厘

【制法】　共为细末。

【用法】　用本人口津调药，搽痔疮上，一天早晚各搽一次，上药不可过多。

【出处】　武安县孔庆士（《十万金方》第十二辑）。

【主治】　痔疮。

【方药】　梅片一分　滑石二钱　甘草一钱　熊胆二分　薄荷冰一分

【制法】　共为细末，放棉花上。

【用法】　敷患处。

【出处】　朱竹斌（《河南省中医秘方验方汇编》）。

【主治】　痔疮。

【方药】　白砒七钱　白矾二两　炉甘石三钱　雄黄三钱　轻粉二钱

【制法】　先将前三样研细，放入砂锅内，上糊白纸露一孔，煅出烟尽后，再入后二样，去火即成。

【用法】　上患处。

【出处】　许龙山（《河南省中医秘方验方汇编》）。

【主治】　痔疮。

【方药】　蛇蜕一个　鸡蛋黄二个　凤凰衣一个　冰片二分
三仙丹二分

【用法】　蛇蜕、凤凰衣，烧灰存性，入冰片等合研细
末，调茶油敷之。

【出处】　古田县林琴风（《福建省中医验方》第二集）。

【主治】　痔疮。

【方药】　地丁两　二花两半　虾蟆子八钱　刺猬皮六钱
冰糖四两

【用法】　水煎温服。女性减半，孕妇勿服。

【出处】　代县刘玉书（《山西省中医验方秘方汇集》第
三辑）。

【主治】　痔疮。

【方药】　方一：阴桃子七枚　肥猫苗尖一把　车前草根二
窝　田螺蛳壳七个　炖猪大肠吃。

方二：鱼白草一两　炖腊猪肉吃。

【出处】　万县专区中医代表会（《四川省医方采风录》
第一辑）。

【主治】　痔疮。

【方名】　①枯痔丹；②痔疮升丹

【方药】　①水银七钱五分　青矾六钱　明矾六钱　牙硝六钱　皮硝六钱

②痔疮升丹一钱　轻粉一两　月石五钱　滑石二钱　上梅片一钱　五倍子一钱五分　红粉三分

【制法及用法】　①方，水银等药放锅里熔化，即用炼丹碗俯盖之，其周围并用明矾、石膏粉封口，文武火炼至碗，有干燥响声，即弃火，待冷取用。

②方，其药共放擂钵内，研成极细粉，调油搽患处，日搽数次。

【禁忌】　辛辣、酒醋、鱼腥等物。

【出处】　资溪县卫协分会周道（《江西省中医验方秘方集》第二集）。

【主治】　内外痔。

【方药】　当归一两　芒硝一两　枯矾一钱　苍术一两　甘草五钱

【用法】　水煎，熏洗患处。

【出处】　西安市中医进修班姬济民（《中医验方秘方汇集》）。

【主治】　便血。不论肠风下血、痔疮出血皆可用。

【方药】　五倍子（煅黑）　血余炭　益母草　陈藕节　乌梅肉各六钱　姜炭二钱

【用法】　共为细末，每次二钱，于饭前一小时用白开水送下。

【提示】　方中各药，皆具收敛吸附作用，对便血有一定疗效。

【出处】 唐可赞（《成都市中医验方秘方集》第一集）。

【主治】 痔核。

【方药】 红、白砒各一钱五 朱砂三分 煅白矾二钱五 轻粉一钱 乌梅二钱五

【制法】 红、白砒用瓦煅过烟，乌梅煅成性，白矾煅泡，共碾成细末密贮备用。

【用法】 用时将药调入凡士林敷核上（核的周围须用纱布盖好，以避腐蚀好肉），再用消毒纱布盖住，每天换药一次。待痔落后再煎服槐花、海藻、无花果各一两，蒲公英三钱，芦竹、红海椒七个，团鱼头一个，皂角刺四个（钉在肠上）和猪大肠炖服。

【出处】 王心一（《中医采风录》第一集）。

【主治】 痔疮。

【方药】 火硝 水银 白矾 黑矾 银朱 朱砂各二两

【制法】 打成灵药。①治内痔：灵药一钱，豆珠二分，牛黄三分，当门子三分，共为细末散患处。内痔重者，从肛门内脱出患处之外口，再将此药散上，让患者蹲下，不许行动，等痔疮患处上药后收不回去时为止，当日换药两次，次日换药一次，后每隔一日换药一次，15日内痊愈。②治外痔：灵药一钱，豆珠一分，牛黄二分，当门子一分，共为细末，用细面粉少许，为糊作成药锭，上入患处管内，外贴膏药，隔三天换一次，九日内痔疮管脱落自出。

【出处】 平山王凤鸣（《十万金方》第三辑）。

【主治】 痔疮（熏洗法）。

【方药】 白矾一两 苍术一两 朴硝一两 花椒一两 枳壳一两 四季草四两

【制法】 熬水。

【用法】 先熏后洗。

【出处】 朱竹斌（《河南省中医秘方验方汇编》）。

【主治】 痔疮。

【方药】 槐米一两 防风一两 威灵仙一两 五味子一两 瓦松二两 柳须二两

【用法】 上药共剉碎，用水煎浓洗患处有效。

【出处】 江西瑞金廖旭东（《中医名方汇编》）。

【主治】 痔疮。

【方药】 石决明一两 刺猬皮一两 朱砂三钱 槐花八钱 胡黄连二两 麝香二分

【用法】 共研细末，炼蜜为丸，如梧桐子大。每日服三次，每次服一钱。

【提示】 忌酒及有刺激性食物。

【出处】 江西东乡（《中医名方汇编》）。

【主治】 痔疮。

【方药】 水铜一钱 五灵脂一钱 没药一钱 煅文蛤一钱 白矾三分 枯矾三分

【用法】 研末，用猪苦胆调涂。

【出处】 青海石油职工医院唐文斌（《中医验方汇编》）。

【主治】　痔痛难忍。

【方药】　血竭花三钱　人言（煅）二钱　红粉钱半　轻粉八分　冰片五分　乌梅（存性取仁）五个

【用法】　先将血竭花研为细末，唾液调之，敷患处，痛立止。再将其余各药研为细末，香油调之，搽患处。

【出处】　青海石油职工医院刘天真（《中医验方汇编》）。

【主治】　年久痔疮。

【方药】　烟骨头三钱　大蒜秆五钱　陈艾三钱　千里光一两　菖蒲三钱　辣角二个

【制法】　煮水。

【用法】　趁热熏洗。

【出处】　王治平（《贵州民间方药集》增订本）。

【主治】　脏毒症。此症因大肠有火、外受湿热，见肛门肿痛有疙瘩（祖传验方）。

【方药】　川山甲二钱　榔片二钱　槐角三钱　黄连二钱　栀子二钱　川军二钱　元明粉二钱　枳壳三钱　皂刺二钱　连翘二钱　归尾二钱　红花二钱　金银花三钱　甘草一钱　黄柏二钱

【用法】　水煎服。

【出处】　阳原县梁兴汉（《十万金方》第一辑）。

【主治】　痔疮。

【方药】　葱白十根　瓦松一两　马齿苋五钱　皮硝五钱　五倍子五钱　槐花五钱　花椒五钱　茄根五个

【制法】　绢袋盛药煮水。

【用法】　外用，每天洗一次。

【出处】　商都（《十万金方》第一辑）。

【主治】　痔疮出血。

【方药】　白头翁八钱　川黄连钱半　川黄柏二钱　秦皮二钱　苇根二钱　桃仁二钱　苡米二钱　炙草钱半　焦地榆三钱　阿胶二钱　焦栀子二钱半　槐子炭二钱　冬瓜仁三钱

【加减】　腹痛加白芍三钱。

【用法】　水煎服，连用二剂。

【出处】　阳原县宋坪（《十万金方》第一辑）。

【主治】　妇女痔疮下血。

【方药】　陈槐花五钱　侧柏炭五钱　荆芥炭二钱　枳壳二钱　黄芩炭三钱　阿胶三钱　炙槐角三钱

【制法】　以上药共研细面，炼蜜为丸，共十五丸，七天用。

【用法】　此十五粒丸药匀七天服完，白水送下。

【出处】　张专涿鹿县杨稳之（《十万金方》第三辑）。

【主治】　痔症有瘀血，大便燥硬作痛。

【方药】　浙贝母三钱　秦艽二钱　炒白术二钱　皂角子一钱半　酒当归二钱　泽泻三钱　枳实一钱半　地榆三钱

【用法】　水煎服。

【出处】　张家口市徐翰周（《十万金方》第十二辑）。

【主治】 痔疮流脓水。

【方药】 川军三钱　川柏二钱　雄黄二钱　白及二钱　轻粉一钱　甲珠一钱　乳香一钱　没药一钱　冰片五分

【用法】 共研细末，陈醋调摊白布上，贴于患处，三夜即愈。

【出处】 徐水县徐达三（《十万金方》第十二辑）。

【主治】 痔疮、痔核，有痔管者无效。

【方名】 化痔丹

【方药】 川军四两　皂刺三两　山甲珠五两　苦参一两　白蔹一两　胡连二两　炙鳖甲三两　地龙一两　归尾一两　桃仁八钱　大贝五钱　甘草五钱　防风五钱

【制法】 共为细末，蜜丸，重三钱。

【用法】 每服一丸，白水送下，一日两次。

【出处】 围场县孙善亭（《十万金方》第十二辑）。

【主治】 痔漏、痔疮尤效。

【方名】 痔漏除根丸

【方药】 象牙　乳香各五钱　川连　川芎　漏芦各五钱　当归　槐花　蜂房炒各半斤

【制法】 共为细末，化黄蜡为丸，如梧桐子大。

【用法】 每服五十丸，服后四五日管即脱出二寸长，可剪去，再服再长出再剪去，数次剪完即愈。

【出处】 保定市崔秀峰（《十万金方》第十二辑）。

【主治】　专洗内外痔疮。

【方药】　番打麻三钱　大枫子三钱　公英五钱　连翘三钱　蛤蟆草三钱　生桃仁三钱　槐角三钱　生地榆三钱　秦艽三钱　防风二钱　乳香一钱半　没药一钱半　归尾三钱　红花二钱　草梢一钱半　木别子三钱

【制法】　将以上十六味药，用白布包好煎汤熏洗。

【用法】　以上一剂用水煎好熏洗，一日早晚熏洗二三次，头一次煎药可洗两次，倒去再煎二次，照前再洗，二天如要全好，就不用再洗，以全好为止。

【出处】　怀来县郭俊臣（《十万金方》第十二辑）。

【主治】　痔疮下血。

【方药】　槐角　地榆　生地　防风　秦艽　黄芩　枳壳各二钱　当归一钱　川芎一钱

【用法】　将上药水一碗五分，煎七分服。

【出处】　南靖县红旗社六营一连一队林泉（《采风录》第一集）。

【主治】　痔疮。

【方药】　地骨三钱　甘草二钱　茶叶一钱　艾一把　川椒五分　槐枝一把　黑豆一撮

【用法】　水适量，煎汤洗之。

【出处】　漳浦县赤湖社湖西村（《采风录》第一集）。

【主治】　痔疮。

【方药】　龙骨（水浸）四两　象皮（土炒）四钱　白芷二钱

白芨 （炒） 三钱　赤石脂一两　花蕊石 （炖） 五钱　小蓟 （焙） 四钱　乳香三钱　没药三钱　血竭二钱　儿茶二钱　三七二钱　琥珀二钱　元寸二分　梅片片分

　　【制法】　共为细末。

　　【用法】　撒患处。

　　【出处】　李茂山（《河南省中医秘方验方汇编》）。

　　【主治】　痔核。

　　【方药】　水银一两　火硝一两　枯矾一两　赤金五十张　黄丹　朱砂　雄黄各若干

　　【制法】　将硝、矾、丹、砂、雄放入锅底摊平，插眼，眼内纳水银，上盖赤金，用新碗合住，撒白矾末于碗缝周围，置于先小后大之煤火上，锅内碗外再用沙泥糊住约三小时即成。

　　【用法】　于碗内刮下，敷患处。

　　【出处】　孙干卿（《河南省中医秘方验方汇编》）。

　　【主治】　痔疮肿痛，大小便不通。

　　【方药】　槐花四钱　地榆三钱　防风三钱　荆芥三钱　川芎七钱　枳实三钱　二花三钱　芒硝三钱　通草三钱　黄连三钱　车前子四钱

　　【用法】　水煎服。

　　【出处】　昔阳张链（《山西省中医验方秘方汇集》第三辑）。

【主治】　内外痔、便血及肠风下血。

【方药】　胡连追毒汤：胡黄连三钱　刺猬皮（煅）三钱　槐花三钱　地榆（炒）五钱　桃仁一钱五分　当归首四钱　赤芍三钱　火麻仁五钱　银花四钱　广陈皮三钱　广木香一钱　薤白三钱　白头翁三钱　厚朴三钱

【用法】　用水煎服。

【出处】　什邡县中医代表会（《四川省医方采风录》第一辑）。

【主治】　痔疮。

【方药】　当归三钱　防风三钱　秦艽三钱　漏芦三钱　土茯苓三钱　郁金三钱　川军三钱　甘草一钱　双花三钱　连翘三钱

【加减】　血痔，加苍术炭、地榆炭、槐角炭；翻花痔，加川芎、升麻。

【用法】　水煎服，每剂煎二次，每次一茶盅许，早晚空心服。

【提示】　①服药后大便微稀。②服药期间忌饮茶。③用此方治疗100多例，患者无不痊愈。

【出处】　江西东乡（《中医名方汇编》）。

【主治】　痔出血。

【验方】　大生地五钱　粉归身三钱　荆芥一钱五分　防风一钱五分　杜仲三钱　菟丝子三钱　桃仁泥一钱五分　花槟榔三钱　侧柏炭五钱　槐花炭三钱　参三七一钱

【用法】　研末冲服。

【提示】　不论先便后血、先血后便均有效，本人患痔疮多年，出血时服二剂即止，出血量特别多时，最多服三至四剂。

【出处】　陈继高（《中医验方交流集》）。

【主治】　痔疮，脱肛，子宫脱出等症。

【方药】　提肛散：川芎一钱　黄连六分　黄芩钱半　白芷二钱半　赤石脂三钱半　黄芪三钱　党参三钱　白术二钱　陈皮钱半　升麻一钱　柴胡一钱　归身二钱　生甘草钱半

【用法】　水煎服。

【提示】　此方治男妇小儿均有效。

【出处】　西宁药材公司赵俊卿（《中医验方汇编》）。

【主治】　内痔。

【方药】　除痔丸：当归五钱　黄连五钱　真象牙末五钱　槐花五钱　川芎二钱　乳香二钱　露蜂窝一个

【用法】　共研为末，溶黄蜡（二两）为丸，每服三钱，饭前服，漏芦煎汤送服。

【出处】　西宁药材公司赵俊卿（《中医验方汇编》）。

【主治】　内外痔疮。

【方药】　生地　当归　白芍　川芎　黄芩　黄连　地榆　槐花（分量按年龄病况而定）

【制法】　水煎。

【用法】　内服，外敷三黄散。

【出处】　邓德俊（《中医采风录》第一集）。

【主治】　痔疮。

【方药】　茨泡莞　破凉伞　鸡屁眼　毛风藤　桑树根
苍耳子根各等分

【制法】　水煎。

【用法】　盛砂罐内乘热（患者解去下装坐罐上）蒸疮，
日熏四次，如疮皮破流黄水，可再熏自可结痂，痂落后，用
小丝瓜（打成粉）和槐花炖肉吃，如法三剂可愈。

【出处】　余基文（《中医采风录》第一集）。

【主治】　痔疮。

【方药】　银花八钱　槐花五钱　防风三钱　青葙子三钱　乳
没各三钱　花粉四钱　浙贝四钱　杭芍四钱　白芷二钱　甘草二钱
夏枯草二钱

【用法】　水煎服。

【禁忌】　忌酒及辛辣之物。

【提示】　此方系仙方活命饮加减，用之有疗效。

【出处】　张兆丰、缪全忠（《成都市中医验方秘方集》
第一集）。

二、外痔

外痔发生于肛门齿线以下，是痔外静脉丛扩大曲张，或痔外静脉破裂，或肛管皮肤发炎水肿、纤维增生而成。肛门边缘生皮赘且逐渐增大，质地柔软，一般不痛，无出血，仅觉肛门异物感，当染毒肿胀时才觉疼痛，多伴内痔。

【主治】 外痔。

【方药】 旱烟袋内油

【用法】 每晚临睡时涂患处，使流水数次可愈。

【出处】 唐河卫协会（《河南省中医秘方验方汇编》续一）。

【主治】 外痔。

【方药】 硫黄_{半两}

【制法】 将便桶洗净，内放缸瓦一块，将硫黄放瓦上燃着。

【用法】 患者坐便桶上，用衣被罩住便桶，如熏疼时臀部略向上提，痛止复坐，约三十分钟，次日痔核可消。

【出处】 罗山陈焕章（《河南省中医秘方验方汇编》续一）。

【主治】 外痔。

【方药】 山慈姑

【用法】 磨桐油，搽患处。

【出处】 什邡县中医代表会（《四川省医方采风录》第一辑）。

【主治】 外痔。

【方药】 刺老包根皮一两

【制法】 炖猪肉半斤。

【用法】 内服。

【出处】 陈锡彬（《贵州民间方药集》增订本）。

【主治】 外痔。

【方药】 金樱子根二两

【用法】 煎汤倾入痰盂内，坐熏，待温洗痔，每日一次，如已破头成管则效更大。

【出处】 普陀县余吟观（《浙江中医秘方验方集》第一辑）。

【主治】 外痔。

【方药】 田螺五个

【用法】 将田螺揭盖，每个内放入梅花冰片一分，化水，搽患处。

【出处】 开化县郑渭清（《浙江中医秘方验方集》第一辑）。

【主治】 外痔。

【方药】 白马齿苋—握

【制法】 口嚼。

【用法】 敷患处，另用老鼠茨根二两泡酒服，连服二剂，可防再发。

【出处】 邓嘉会（《中医采风录》第一集）。

【主治】 外痔。

【方药】 魔芋—个

【制法】 磨水调雪花精。

【用法】 敷患处。

【出处】 顾杏林（《中医采风录》第一集）。

【主治】 外痔出血不收，疼痛不安。

【方药及用法】 玉精炭、老三梅少许用麻油调涂，停一时，即可止疼收缩，决不再发。

【提示】 玉精即蜒蚰。

【出处】 黄焕庭（《中医验方交流集》）。

【主治】 外痔。

【方药】 陈蒜辫子二两 独头蒜四五个

【制法】 以水两碗煎之。

【用法】 先熏后洗。

【出处】 滦县高仰青（《十万金方》第十二辑）。

【主治】　肛门外痔疮。

【方药】　五倍子五钱　老鼠粪十粒

【用法】　焙枯共研细末，用桐油烧滚，候冷调药末搽痔上。

【出处】　桃江县中医周月生（《湖南省中医单方验方》第二辑）。

【主治】　外痔。

【方药】　①大五倍子一个　蛇蜕皮适量

②甘草四两　白糖四两

【用法】　①将五倍子开一孔，纳蛇蜕皮于内，须纳满烤枯，研成细粉。每晚用水洗净肛门，铺药粉痔上，每晚一次，不要间断。

②泡服。

【出处】　长沙县高桥乡中医李绍溥（《湖南省中医单方验方》第二辑）。

【主治】　外痔。

【方药】　龙眼核二至四只　冰片少许

【制法及用法】　将核装竹筒内，放火中烧枯，取核和冰片共研细粉，麻油调匀，敷搽痔上，日搽数次。

【禁忌】　辛辣等刺激性食品。

【出处】　吉水县卫协分会邹德安（《江西省中医验方秘方集》第二集））。

【主治】　外痔。

【方药】　血当归叶五钱　九岭光叶五钱

【制法】　捣烂，炒热。

【用法】　外敷。

【出处】　王治平（《贵州民间方药集》增订本）。

【主治】　痔瘘。

【方药】　皂角刺（去尖）四两　篦子虫五条

【制法】　将皂角刺加水两碗煎汤，将篦子虫加酒四两蒸汁。

【用法】　内服皂角刺煎汤，服后则流黄水。待黄水流尽，休息二日，内服篦子虫酒，服后则流青水。待流尽后，取出蒸过之篦子虫捣烂，敷患处即愈。

【出处】　张兴臣（《贵州民间方药集》增订本）。

【主治】　外痔。

【方药】　大田螺一个　冰片少许

【用法】　将田螺去靥，放入冰片，使螺肉化水，用鸡毛蘸敷痔上。

【出处】　绍兴市史介生（《浙江中医秘方验方集》第一辑）。

【主治】　外痔。

【方药】　五倍子一两　稻草适量

【制法】　将五倍子尖开一小孔，将稻草剪碎填满五倍子内，用盐泥封固阴干，如见裂缝，用泥涂之，炭火上煅红俟冷去泥，取五倍子同稻草灰共研，每一钱加梅片四分，研匀入瓶待用。

【用法】　先将痔上洗净，再用冷开水调搽患处（调药勿太稀），一日二次，搽过两次后，用缝衣针将痔上刺三四小孔（针要消毒），再擦即愈。

【出处】　西安市中医进修班郭振瀛（《中医验方秘方汇集》）。

【主治】　外痔。
【方药】　甲鱼头七个煅研为末　冰片二分
【用法】　和匀，麻油调敷。
【出处】　寿昌县沈际云（《浙江中医秘方验方集》第一辑）。

【主治】　外痔。
【方药】　仙茅三仙　皂角三条　乌梅九枚
【用法】　水适量煎先蒸患处，后洗患处。
【出处】　南靖县马公吴清伦（《采风录》第一集）。

【主治】　外痔。
【方药】　皮硝四两　葱头一两　苦参五钱
【制法】　熬水。
【用法】　洗患处，每日三次。
【出处】　张耀斌（《河南省中医秘方验方汇编》）。

【主治】 外痔。

【方药】 轻粉（炒黄）一钱　枯矾（炒焦）一钱　冰片二钱

【用法】 研细，搽患处。

【出处】 南充县卫协会（《四川省医方采风录》第一辑）。

【主治】 痔疮。

【方药】 川连五分　冰片二分　桔子五分

【用法】 研细末，放入田螺内，待田螺吐出水，和茶调涂患处。

【提示】 此方适用外痔。

【提示】 此方有特效。

【出处】 江西上犹田泗贤（《中医名方汇编》）。

【主治】 外痔。

【方药】 文蛤一个　冰片一分　轻粉少许

【用法】 研末外用。

【出处】 西宁中医进修班赵宏如（《中医验方汇编》）。

【主治】 外痔。

【方药】 折耳根二钱　螺蛳肉一个　烟屎少许　食盐少许

【制法】 取冷饭一小团，与各药共捣烂。

【用法】 炒热，敷于患处；同时以苍耳子二钱，马鞭草子二钱及野茄子（或萝卜子）二钱，加水煎汤内服，可以止痔出血。

【出处】 张兴臣（《贵州民间方药集》增订本）。

【主治】　外痔肿大，或流脓水。

【方药】　炒蛇蜕五钱　炒五倍子三钱　龙骨四钱　川连五钱　乳香三钱

【制法】　共为细末。

【用法】　疮部湿可干撒，疮部干则添用香油调敷。

【出处】　沽源县（《十万金方》第六辑）。

【主治】　外痔。

【方药】　煅石膏六钱　轻粉二钱　官粉一钱　红粉一钱　元寸三分　梅片五分

【制法】　放研轻粉，再兑石膏，再兑官粉，最后兑红粉。

【用法】　上患处。

【出处】　张锡山（《河南省中医秘方验方汇编》）。

【主治】　外痔。

【方药】　三仙　血结　乳没　大黄　黄柏　枯矾　黄丹　朱砂　朱黄　炉底各等分

【用法】　将上药共研末，和鸡蛋油抹之。

【出处】　长泰县城关诊所黄春兰（《采风录》第一集）。

【主治】　痔疮痔核（外痔有特效）。

【方药】　痔疮散：珍珠一钱　川连一钱　冰片五分　龙骨七分　轻粉二钱　没药五钱　儿茶一钱　麝香五分

【用法】　共为极细面，破时干上，没破时则用凡士林油调匀上患处。

【出处】 长春中医学院马云楼（《吉林省中医验方秘方汇编》第三辑）。

【主治】 外痔出血。

【方药】 局方七厘散

【用法】 凡是外痔在犯病时出血期，疼痛难忍，并有重坠感的疼痛，将药面用手纸托住，向患处上之，有止痛止血作用。以后如果保持大便正常，则不会再犯。

【出处】 张子风（《吉林省中医验方秘方汇编》第三辑）。

三、内痔

　　生于肛门齿线以上，直肠末端黏膜下的痔内静脉丛扩大、曲张形成的柔软静脉团，称为内痔。内痔是肛门直肠疾病中最常见的疾病，初发常以无痛性便血为主要症状，随着痔核增大，在排便或咳嗽时可脱出肛外，若不及时回纳，可形成内痔嵌顿，肛门坠胀。

　　【主治】　血痔。
　　【方药】　蚯蚓粪五六斤
　　【制法】　将蚯蚓粪炒热。
　　【用法】　将炒热蚯蚓粪，分装两个袋内（轮流换用），令患者坐袋上熏蒸之，凉时即换。
　　【出处】　唐河卫协会（《河南省中医秘方验方汇编》续一）。

　　【主治】　痔疮、内痔。
　　【方药】　八月瓜根二两
　　【制法】　加水煎汤。
　　【用法】　内服、外洗并用。
　　【出处】　陈宽方（《贵州民间方药集》增订本）。

【主治】　内痔用手术取管后，以此方收口。

【方药】　活鲫鱼一尾去肠杂

【用法】　将青盐填满鱼腹，纸泥封固，炭火煅红烟尽，去泥，取鱼炭研细末，加冰片敷患处。

【出处】　江宁县郑氏祖传方（《浙江中医秘方验方集》第一辑）。

【主治】　男妇内痔症。

【方名】　内痔丸

【方药】　明雄黄六钱　牛黄一分　小枣二十四枚

【制法】　以上二味药研面，小枣去皮核，以小枣肉为丸，甘草面为衣，分为六粒。

【用法】　每日早晨空心服用一丸，白水送下，一、二剂即愈。

【出处】　无极县（《十万金方》第三辑）。

【主治】　内痔。

【方名】　内痔丸

【方药】　明雄黄六钱　牛黄一分　小枣二十四枚去皮核

【制法】　将雄黄、牛黄研末，以枣肉和为六丸，甘草粉为衣。

【用法】　每早空腹用一丸，一二剂愈。

【出处】　无极县成亚兴（《十万金方》第六辑）。

【主治】　痔症内生核。

【方药】　川连三钱　黄芩三钱　黄柏三钱　地龙四钱

【制法】　以上共为细末，用猪苦胆汁一个为丸，三钱重。

【用法】　每日两次，每次一丸，白水送下。

【出处】　无极县魏宗辉（《十万金方》第六辑）。

【主治】　内痔。

【方药】　方一：笔筒草　无花果　车前草　六月寒水芹菜等分　用水煎服。

方二：槐花三钱　拌马藤四钱　牛奶树根四钱　泽兰三钱　茯苓三钱　地瓜根五钱　鸡屎藤四钱　用水煎服。

【出处】　南充县卫协会（《四川省医方采风录》第一辑）。

【主治】　血痔（内痔下血，疼痛难忍）。

【方药】　当归三钱　红花五钱　荆芥五钱　夏枯草二两　芒硝二两　猪屎一个瓦上焙干

【制法】　水煎汤入罐内。

【用法】　坐上熏之。

【出处】　唐河卫协会（《河南省中医秘方验方汇编》续一）。

【主治】　内痔失血下坠。

【方名】　养阴愉快酊

【方药】　棉芪二两　当归三钱　地榆炭一两　白芍八钱　龟板五钱　鳖甲五钱　大芄三钱　升麻二钱　酒芩二钱　丹皮三钱　白术三钱　防风二钱　生地五钱　甘草二钱

【制法】 水煎服。

【用法】 每服一剂，煎好加红糖、黄酒各五钱。

【出处】 邯郸市区医院籍学宁（《十万金方》第十二辑）。

四、肛瘘

　　肛瘘即肛门直肠瘘的简称，中医称为肛漏，是肛周脓肿自行溃破或切开引流后造成。

　　主要症状为：周期性流脓，局部胀痛，肛缘可触及肿块，肛周皮肤瘙痒等。

【主治】　不透肛瘘。

【方药】　白降丹（《金鉴》上有）

【制法】　以面糊和搓成，与瘘同样粗细。

【用法】　纳入管内，待管活动后慢慢将管抽出。

【出处】　刘结石（《河南省中医秘方验方汇编》）。

【主治】　漏疮。

【方药】　白马粪

【用法】　将白马粪用火点着，用烟熏肛门。

【出处】　康保县南金山（《十万金方》第一辑）。

【主治】　漏疮。

【方药】　马齿苋

【制法】　水煎。

【用法】　外洗，亦可兼内服。

【治验】　能止疼，化漏管。

【出处】　武邑县张秉义（《十万金方》第三辑）。

【主治】　男女肛门生漏疮。

【方药】　马蓝根—斤

【用法】　水煎数沸，舀在盆中，熏洗肛门二三次即愈。

【出处】　史家佐村张健民（《祁州中医验方集锦》第一辑）。

【主治】　瘘营和腐骨。

【方药】　鸡脚杆骨（雕空）一根　　人言（研细）二钱

【制法】　将人言装入鸡骨内，外裹黄泥，置火上煅透待冷擂细。

【用法】　撒患处数次，瘘管自落。

【出处】　王积善（《中医采风录》第一集）。

【主治】　里漏便血疼。

【方药】　明雄黄七钱　甘草二钱

【制法】　共为细面，小枣二十一个煮熟去皮核，用枣肉为丸分七个。

【用法】　饭前服，每次一丸，白水送下。

【出处】　（《十万金方》第三辑）。

【主治】　漏疮初发，疼痛不止。

【方药】　猪苦胆汁　荞麦面

【制法】　将胆汁拌荞麦面为丸，如梧桐子大。

【用法】　每服二至三丸，开水送下，服二次或三次即愈。

【出处】　定县张治卿（《十万金方》第十二辑）。

【主治】　漏管。

【方药】　扑灯蛾十个　蛈螂一个

【制法】　将蛾、螂放入罐内，阴干为末，加寸香一钱，合匀待用。

【用法】　将面吹入管内，自能利水，水尽自愈。

【出处】　黄润之（《中医采风录》第一集）。

【主治】　痔瘘。

【方药】　番打麻一两　生白芍五钱　生枳壳五钱

【用法】　水煎熏洗。

【出处】　阳原县民间土方（《十万金方》第二辑）。

【主治】　瘘疮。

【方药】　火硝七钱　白矾八钱　水银一两

【制法】　将药放入铁面盆中，新磁碗盖住，盐水和泥糊口，再用盐水拌沙填满碗外，碗底放棉花，坐火上先文后武，待棉花发黄后为度，取出研末。

【用法】　上患处。

【出处】　张希公（《河南省中医秘方验方汇编》）。

【主治】 化瘘管。

【方药】 松香四两 白矾四两 广丹二钱

【制法】 共为细末，入锅内化凝研粉（对水研）晒干，再研极细末，加入红升丹二钱（梅片五分，元寸二分）。

【用法】 上入管内。

【出处】 陈华斋（《河南省中医秘方验方汇编》）。

【主治】 瘘疮。

【方药】 白芷二钱 熟石膏三钱 汞片二钱 白及二钱

【制法】 共为细末。

【用法】 上患处。

【出处】 杨荣卿（《河南省中医秘方验方汇编》）。

【主治】 化瘘管。

【方药】 全狗牙（烤焦）十六个 牡蛎二两 轻粉一钱 冰片一钱

【制法】 共为细末。

【用法】 用纸捻子蘸药，上于管内。

【出处】 刘结石（《河南省中医秘方验方汇编》）。

【主治】 漏疮。大便经常出血，肛门疼痛，脱肛。

【方药】 归尾三钱 酒军三钱 升麻五钱 蜂蜜二两

【制法及用法】 每剂煎两次。每次煎好后，加蜜一两，温服，病轻者一剂治愈，重者可服二三剂。每次用水二盅，煎至一盅（慢火煎）。早晚服。

【禁忌】 辛辣物。

【出处】　大同市李全杰（《山西省中医验方秘方汇集》第二辑）。

【主治】　漏疮。
【方药】　茵陈　防风　紫草　川芎各等分
【制法】　将上药用砂锅熬成水。
【用法】　洗患处，然后用马粪烧烟熏之。
【出处】　阳原县苗荣甫（《十万金方》第三辑）。

【主治】　漏疮。
【方药】　胡连一两　山甲（麻油煎黄）五钱　煅石决明五钱
炒槐花五钱
【用法】　共为细面，蜜为丸。每服二钱，青米汤送下，早晚日进二次，甚重者不过四十日而愈。
【出处】　凤凰堡李振海（《祁州中医验方集锦》第一辑）。

【主治】　瘘疮。
【方药】　露蜂房一个　真象皮二钱　当归二钱　川连二钱
黄蜡若干
【制法】　共为细末，黄蜡为丸。
【用法】　每服一钱，开水送下。
【出处】　王宪章（《河南省中医秘方验方汇编》）。

【主治】　瘘疮。
【方名】　洗瘘方
【方药】　透骨草　槐花　黄芩　皮硝　番打麻各等分

引用青铜钱一文

　　【制法】　水煎。

　　【用法】　洗患处。

　　【出处】　龙关县李玺（《十万金方》第一辑）。

　　【主治】　漏疮。

　　【方药】　白芷　槐子　僵蚕各四钱　炒山甲二钱　蜈蚣（炙）二条　全蝎（去足勾）二两

　　【制法】　与陈米饭共捣为丸。

　　【用法】　每日服三钱，服完瘘管自消。

　　【出处】　涞源泉县胡献章（《十万金方》第十二辑）。

　　【主治】　漏疮。

　　【方药】　透骨草三钱　一枝蒿三钱　紫花地丁三钱　猬皮二钱　麻黄二钱　蛤蟆草三钱

　　【用法】　煎汤熏洗，三次即愈。

　　【出处】　城东乡医院贾村门诊部刘汉章（《祁州中医验方集锦》第一辑）。

　　【主治】　瘘疮。

　　【方药】　荆芥　防风　骨皮　骨草　生地　当归　红花　二花　苍术　连壳　白芷各三钱　艾　槐枝　柳枝　桑枝各等分

　　【制法】　熬水。

　　【用法】　先熏后洗。

　　【出处】　孙干卿（《河南省中医秘方验方汇编》）。

【主治】　瘘疮割开后。

【方药】　元寸分　真珠三个　密蜡二钱　琥珀二钱　三七四钱　龙骨二钱　象皮一钱半　乳香一钱半　没药一钱半　轻粉一钱　冰片一钱　血竭四钱

【制法】　共为细末。

【用法】　上患处。

【出处】　刘结石（《河南省中医秘方验方汇编》）。

【主治】　痔漏。

【方药】　蛇床子四钱　祁艾三钱　川椒三钱　大茯苓四钱　瓦松三钱　槐花五钱　胆矾六钱　乳香三钱　没药三钱　粉草三钱　朴硝三钱

【用法】　加水四碗，煎成二碗，放入盆内，乘热先熏后洗。每剂可煎两次，每日洗一次，五至六次即愈。

【出处】　山西省卫生厅彭兆临（《山西省中医验方秘方汇集》第二辑）。

【主治】　肛门瘘管，经常出血。

【方药】　生马前子　芒硝　瓦松　败酱草　甘草　透骨草　川椒　祁艾　归尾各五钱

【用法】　煎汤熏洗。

【治验】　连洗数次即愈。

【出处】　商都王佩珍（《十万金方》第一辑）。

【主治】　外漏疮。

【方药】　菊花　苦参　刺猬皮　生地　地丁　芙蓉叶

蛤蟆草各三钱

【制法】 水煎，先熏后洗。

【用法】 日洗一次。

【出处】 滦县弭春林（《十万金方》第十二辑）。

【主治】 瘘疮。

【方名】 甘露丸

【方药】 象牙八钱　白九五钱　蜂房二个带子者　血竭五分　朱砂五钱　雄黄七钱　乳香三钱　没药三钱　儿茶四钱　猬皮（带针）炒黄　蚯蚓五钱炒　槐花七钱炒

【制法】 共为细面，黄蜡为丸，如梧桐子大，黄酒为引。

【用法】 每服二十五丸，黄酒送下。

【出处】 保定市崔秀峰（《十万金方》第十二辑）。

【主治】 便后出血。

【方药】 内痔丸：熟地五钱　当归五钱　地榆五钱　槐角一两　酒军一两　地龙三钱　红花三钱　桃仁三钱　椿皮一两

【用法】 共为细面，蜜丸二钱重，每服一丸，白水送服。孕妇忌服。

【出处】 敦化县岳天泰（《吉林省中医验方秘方汇编》第三辑）。

【主治】 痔漏脱肛。

【方药】 升麻五分　细生地三钱　川石斛三钱　茯苓三钱　杞子三钱　炙黄芪三钱　潞党参三钱　焦冬术三钱　顶奎红枣四两

【用法】 煎服。

【提示】 此为中气下陷、脱肛升补之方。

【出处】 杭州市何任（《浙江中医秘方验方集》第一辑）。

五、痔疮合并肛瘘

　　痔疮和肛瘘的症状同时存在，中医的外治疗法可收到较好的效果，症状严重者建议手术治疗。

【主治】　痔漏。

【方药】　穿肠瓜一个

【制法】　晒干，焙黄，研细末。

【用法】　每次服二钱，金银花煎汤送下。

【出处】　孙林卿（《大荔县中医验方采风录》）。

【主治】　痔漏。

【方药】　水菖蒲根

【用法】　煎汤熏洗，虽连肛穿臀之漏，亦可治。

【出处】　瑞安县许达初（《浙江中医秘方验方集》第一辑）。

【主治】　痔漏。

【方药】　蚯蚓十余条

【用法】　放磁钵内和以白糖一匙，蚯蚓见糖则出水而死，将水和糖擦肛门内外。上为一次量，可擦十余次。

【出处】 瑞安县许达初（《浙江中医秘方验方集》第一辑）。

【主治】 久痔脓血淋漓，痔中生管，痛苦不堪。

【方药】 白鸽粪一升

【用法】 入罐内，以开水冲至八分满，即坐在罐口上熏之，须久坐忍痛，数日其管自落。

【出处】 周岐隐（《浙江中医秘方验方集》第一辑）。

【主治】 痔漏。

【方药】 鳖甲（烧灰） 洗片

【制法】 共擂细。

【用法】 撒布患处。

【出处】 胡德钧（《中医采风录》第一集）。

【主治】 痔漏。

【方名】 痔漏锭

【方药】 槐花二两 槐角二两

【制法】 将二药入锅内，煎熬过滤，再将过滤水纳入锅内熬膏，候冷作锭（形状为大头小尾），滑石粉为衣。

【用法】 将做成的药锭纳入肛门内，候化后再入，一日再次，从其自然。

【出处】 丰宁县何文明（《十万金方》第十二辑）。

【主治】 痔漏。

【方药】 猪苦胆　荞麦面

【用法】 将胆汁倒出，和荞麦面为丸，每天三次，不拘多少，尽量服之，白开水送下。

【出处】 崔章乡医院孙庆轩（《祁州中医验方集锦》第一辑）。

【主治】 痔漏肛门旁边有管，流黄水或稀脓。

【方药】 明雄黄六钱

【用法】 将雄黄研成细面，用砂锅炒成朱砂色为度，用小枣七八枚煮去皮，枣泥，和雄黄为六个丸，用甘草面为衣，每晚服一丸，六日服完。服后忌肉食、辛物、房事一个月，一服不愈，过一个月可再服。

【提示】 服药十天后则慢慢自愈。

【出处】 北流罗安桂苍（《祁州中医验方集锦》第一辑）。

【主治】 痔疮瘘管。

【方药】 黄牛胆一个　槐花一两

【用法】 将槐花入胆内，将口缝好候阴干，每服三钱开水送下。

【出处】 漳浦县赤湖社湖西村（《采风录》第一集）。

【主治】 痔漏。

【方药】 银朱五钱　硫黄炒五钱

【制法】 共为细末。

【用法】　先用白矾水洗净患处，湿者干敷，干者香油和涂。

【出处】　濮阳楚金祥（《河南省中医秘方验方汇编》续一）。

【主治】　痔漏。

【方药】　雄猪胆一个　荞麦面适量

【制法】　共和为丸。

【用法】　每次服三钱，每日两次，开水送下。

【出处】　清丰董宪（《河南省中医秘方验方汇编》续一）。

【主治】　痔漏。

【方药】　大蜈蚣九条　黄母鸡肠子一全件

【制法】　将肠内屎去净，装入蜈蚣，置瓦上焙干为末，分成九包。

【用法】　每日早晨吃一包，米醋送下，两料可愈。

【出处】　濮阳陈茂轩（《河南省中医秘方验方汇编》续一）。

【主治】　痔漏。

【方药】　荞麦面三钱　猪胆汁一个

【制法】　二味共捣一处如泥，焙干研极细。

【用法】　每服五分，开水送下，一日二次，半月可愈。

【出处】　新专孙在府（《河南省中医秘方验方汇编》续二）。

【主治】 痔漏。

【方药】 白及一钱　蜣螂头五个

【制法】 为极细末。

【用法】 先用开水洗患处，然后将药末上在漏管内，每日一次半月可愈。

【出处】 新专贺言思（《河南省中医秘方验方汇编》续二）。

【主治】 痔漏。

【方药】 大黄九钱研细　鸡蛋三个去黄

【制法】 每一个蛋清内和入大黄面三钱，面包煨干，研为细面，分作三剂。

【用法】 每日一次服一剂，开水送下，三日服完。

【出处】 新专孙在府（《河南省中医秘方验方汇编》续二）。

【主治】 内外痔漏

【处方及用法】 胡桃四十五个，五倍子数钱，将胡桃劈成两半、去仁，将五倍子研末分装入壳内，用白面包好，烧火上，面干为黑红色后，去面，研为细末。每日早晚服三四分，米汤送下。外用冰片少许擦患处，耐心使用，持久获效。

【出处】 灵石人民医院郑少玄（《山西省中医验方秘方汇集》第三辑）。

【主治】　痔疮、粪漏。

【方药】　花椒一两　槐实一两

【用法】　研为细末，每次服半钱至一钱，用白开水吞服，日服二次。外部用马齿苋、蚯蚓捣绒，敷患部。

【出处】　彭县卫生工作者协会（《四川省中医秘方验方》）。

【主治】　痔疮漏疮。

【方药】　槐花　无花果各一钱半

【制法】　为末。

【用法】　酒调服。

【出处】　张子恭（《大荔县中医验方采风录》）。

【主治】　新旧痔漏。

【方药】　莲花蕊一两五钱　黑牵牛一两五钱　当归五钱

【用法】　共为细末。每空心酒服二钱。

【出处】　解村赵桂陆（《祁州中医验方集锦》第一辑）。

【主治】　肛门痔疮、瘘管。

【方药】　胡黄连八钱　刺猬皮一两　麝香三分

【用法】　胡黄连研粉，刺猬皮用砖烧红放上烘存性，共为末，以饭为丸如黄豆大。每日服二次，每次服一钱。

【出处】　保靖中医保光清（《湖南省中医单方验方》第二辑）。

【主治】　痔漏。

【方药】　黑枣（去核）三十个　陈皮九钱　皂矾九钱

【用法】　共捣一处，作成卅丸，每早嚼食一丸，开水送下。

【出处】　阳城王振邦（《山西省中医验方秘方汇集》第三辑）。

【主治】　痔漏疼痛。

【方药】　韭菜　生姜

【用法】　先将韭菜煎汤先熏后洗，再用生姜切片置于疮上艾灸更效。

【出处】　阳城房正章（《山西省中医验方秘方汇集》第三辑）。

【主治】　痔瘘。

【方药】　倒生根一钱　苦蒿一钱　烟屎少许

【制法】　捣烂。

【用法】　外敷患处。

【出处】　蒋朝顺（《贵州民间方药集》增订本）。

【主治】　痔漏，脱肛，便血。

【方药】　槐角　槐花　地龙　椿根皮各五钱

【用法】　水煎服。

【治验】　一般三剂获效。

【出处】　沽源县（《十万金方》第三辑）。

【主治】 痔瘘。

【方药】 蜈蚣一条（炒黄） 官粉炒二钱 小红粉炒二钱 冰片五分

【制法】 共研细末。

【用法】 先用双花二两、芒硝一两洗净患处，再搽上药面。

【治验】 韩振华男三十八岁，患痔瘘痛，难以行动，治愈。轻者一料，重者两料愈。

【出处】 巨鹿张玲琪（《十万金方》第六辑）。

【主治】 痔漏。

【方名】 痔漏方

【方药】 胡连一两姜炒 煅石决明五钱 槐花五钱 麝香二分

【制法】 共为细末，白米饭为丸，梧桐子大。

【用法】 白开水送下，每次服三钱。

【出处】 阜平县杨有吉（《十万金方》第十二辑）。

【主治】 痔漏脱肛便血。

【方药】 黄连四两 枳壳一两 防风四两 当归四两

【用法】 研成细末，制成蜜丸，如弹子大，空腹米汤送服，每服二丸。

【出处】 姜正卿（《中医验方汇编》）。

【主治】 痔漏及肠风下血。

【方药】 黄连五钱 雄黄一钱半 黑豆一钱半 猪大肠头

一节

【用法】　捣粗末，装入大肠内，两头扎住，煮熟，切开肠，去药渣，将肠切碎，连汤食之，吃好为止。

【出处】　西宁中医院耿子元（《中医验方汇编》）。

【主治】　不分新久的痔瘘均效。

【方药】　信石（打豆粒大，明亮者）三钱　白矾（研面）一两黄丹五钱　全蝎梢（为末，瓦上焙干）七个　草乌（生研）五钱

【制法】　用紫色泥罐一个，用炭火煅红，先放入白矾令沸搅均，再放入信石与白矾内拌均令沸，后看罐色红透烟尽为度，将罐取下后冷，把药取出研面，再入黄丹、蝎梢、草乌三味，再研极细，以磁罐收贮备用。先用甘草汤洗净患处，然后用生麻油调前药抹于患处，每日涂抹三次十日愈。

【出处】　保定市王德明（《十万金方》第十二辑）。

【主治】　痔疮瘘疮。

【方药】　苍术四两　二花四两　黄柏四两　槐花四钱　当归四两　皂角四两

【用法】　上六味分四份，每份用水七碗，煎至四五碗，去渣，药汁浸大黄一斤，浸十宿，次日捞出，晒干。如此四次，水浸干为度。将大黄研末，面糊为丸，如梧桐子大，每服六十四丸，开水送下。

【禁忌】　辛辣之物及胡椒、烧酒一百日。

【出处】　灵石韩志聪（《山西省中医验方秘方汇集》第三辑）。

【主治】　漏疮

【方药】　防风（炒）　地榆（炒）　椿树蘑菇　胡黄连（炒）　甘草各三钱　刺猬皮（用沙土炒焦）一个

【制法】　上药共为细末，炼蜜为丹。

【用法】　内服，黄酒送下，三天服完。

【治验】　治疗率达80%。

【出处】　武邑县袁宝丰（《十万金方》第二辑）。

【主治】　专治带管痔漏，或溃烂流黄水，不论远年近日皆可治。

【方药】　川军四两　皂刺二两　川甲珠五钱　苦参一两　白蔹一两　鳖甲三两　胡黄连二两　地龙一两　归尾一两　桃仁八钱　浙贝母五钱　甘草五钱　防风五钱

【制法】　将药共研细末，炼蜜为丸三钱重。

【用法】　每日早晚各服一丸，初服时有便泻现象，七日后即不泻。忌辛辣之物。

【治验】　①白草村社曹德男31岁，得此病六年，服此药一料全愈。②白草铁业社郝洪永男38岁，得此病九年，服此药一料愈。

【出处】　赤城县白草中心医院（《十万金方》第一辑）。

【主治】　痔漏、痔疮尤效。

【方名】　痔漏除根丸

【方药】　象牙　乳香各五钱　川连　川芎　漏芦各五钱　当归　槐花　蜂房炒各半斤

【制法】　共为细末，化黄蜡为丸，如梧桐子大。

【用法】 每服五十丸，服后四五日管即脱出二寸长，可剪去，再服再长出再剪去，数次剪完即愈。

【出处】 保定市崔秀峰（《十万金方》第十二辑）。

【主治】 各种痔漏。

【方药】 胡黄连二两　槐花五钱　地榆炒三钱　地龙五钱　铁甲将军（蜣螂）五个　乳香去油二钱　没药炒二钱　血竭花二钱

【制法】 共为细末，炼蜜为丸，每个三钱重。

【用法】 每服一丸，空心服，白开水送下。

【出处】 定县侯振兴（《十万金方》第十二辑）。

【主治】 痔漏疼痛不可忍，大便下血。

【方名】 地榆汤

【方药】 当归　银花各三钱　连翘二钱　红花三钱　地榆二钱　乳香三钱　没药三钱　桃仁二钱

【用法】 水煎服。

【出处】 广宗县王瑞臣（《十万金方》第十二辑）。

【主治】 痔疮穿肠。

【方药】 象牙（刮细末）一两　鱼鳔胶（牡蛎粉炒，研细）四两　朱砂一两　白蜡四两　海螵蛸（去硬壳）四两　蚕蛋纸（煅）四两　珍珠一两（放豆腐内煮三小时，同灯草研末）

【制法】 共研为末，蜂蜜为丸，如梧子大。

【用法】 每次服三十至四十丸，早晚用酒吞服。小儿减半服。

【出处】 江安县潘寿昌（《四川省医方采风录》第一

辑）。

【主治】　一切痔瘘。

【方药】　孩儿茶五分　黄连五分　寒水石五分　硼砂三分
赤石脂三分　炉甘石三分　熊胆三分　冰片一分

【用法】　共研细末，清茶调匀，敷肿痛处。

【出处】　湟中中医进修班（《中医验方汇编》）。

【主治】　痔漏。

【方药】　木通三钱　泽泻三钱　云苓三钱　猪苓三钱　栀子
三钱　车前子二钱　生大黄三钱　枳壳三钱

【用法】　水煎服。

【提示】　此方为妇科专用。

【出处】　小桥职工医院林世芳（《中医验方汇编》）。

六、脱肛

　　脱肛是直肠黏膜、肛管、直肠全层，甚至部分乙状结肠向下移位，脱出肛外的一种疾病。本病特点是直肠黏膜及直肠反复脱出肛门外，伴肛门松弛，多见于儿童、老年人、久病体弱患者及经产妇。相当于西医的肛管直肠脱垂。

【主治】　男女脱肛不收。

【方名】　楮叶子汤

【方药】　楮叶子_{不限量}

【制法】　阴干为细末

【用法】　每日早空心服二钱，米汤送下，另用一钱调涂肠，以手轻轻送上，久之自愈。

【出处】　张家口张芩（《十万金方》第十二辑）。

【主治】　脱肛。

【方药】　绳头（用火烧干）一个

【制法】　研末。

【用法】　搽肛门上。

【出处】　抚宁田辅仁（《十万金方》第十二辑）。

【主治】　脱肛。

【方药】　上好醋一杯

【用法】　煎至八分，倾入有边痰盂中，乘热令患者坐其上熏之，不久肛门即收缩恢复原状，行之三五次即不复发。

【出处】　安国县邢信卿（《十万金方》第十二辑）。

【主治】　脱肛。

【方药】　甘蔗一棵

【制法】　于慢火中煨透。

【用法】　每天吃一棵，数日即愈。

【出处】　梁常素（《河南省中医秘方验方汇编》）。

【主治】　久痢久泻形成脱肛。

【方药】　没石子五钱

【用法】　研为细末，肛脱时用开白水洗净后将此药服之。数次即愈。

【出处】　无极县薛廷利（《十万金方》第六辑）。

【主治】　成人或小儿气虚下陷，脱肛或泄泻日久者有效。

【方名】　治脱肛效方（自创）

【方药】　龟头。

【制法】　上药置木柴火上烧煅七次，研末，用醋调之。

【用法】　涂敷肛门。

【出处】　冀县王濯江（《十万金方》第六辑）。

【主治】　脱肛。

【方药】　蝉蜕不拘多少

【用法】　将上药研极细末，调茶油抹患处。

【出处】　南靖县龙山保健院刘星年（《采风录》第一集）。

【主治】　脱肛。

【方药】　黄牛屎

【用法】　将牛屎在水上漂白，烧灰，和茶油抹患处。

【出处】　海澄县方田社陈宗成（《采风录》第一集）。

【主治】　脱肛。

【方药】　鳖鱼头一个

【用法】　蒸熟，加入冰片一分，食下。

【出处】　三元县卫生工作者协会（《福建省中医验方》第二集）。

【主治】　脱肛。

【方药】　田螺　冰片

【用法】　田螺一粒，入冰片五厘，入螺内即化水。取水涂抹直肠头，即可收缩。

【提示】　《验方新编》及《中国医学大辞典》，俱载有比方。

【出处】　永泰县黄宜生（《福建省中医验方》第二集）。

【主治】 脱肛。

【方药】 生南星一两

【用法】 杵碎，敷百会穴，收后再将药除去。

【出处】 福鼎县黄念向（《福建省中医验方》第二集）。

【主治】 脱肛。

【方药】 单纸蘸麻油，扶所脱下直肠，顷刻间即可缩进。

【提示】 用刺激喷嚏法，亦可收缩。

【出处】 晋江县赵正山（《福建省中医验方》第二集）。

【主治】 脱肛不收。

【方药】 蜗牛一两烧灰

【制法】 研末，用猪油调匀。

【用法】 敷患处。

【提示】 如脱肛流血，用杏仁五钱捣如泥，敷患处即效。

【出处】 新乡王瑞祥（《河南省中医秘方验方汇编》续一）。

【主治】 肛门脱出不收。

【方药】 蝉蜕

【用法】 为末，麻油调搽。

【出处】 龙山县中医陈仁和（《湖南省中医单方验方》第二辑）。

【主治】　脱肛。

【方药】　团鱼头一个

【制法】　火煅存性，研为细末。

【用法】　先将患处洗干净，以香油调擦患处。

【出处】　广汉县张玉峰（《四川省医方采风录》第一辑）。

【主治】　脱肛。

【方药】　蒲黄二两

【用法】　调猪肉，敷直肠。

【出处】　荣昌县城关联合诊所（《四川省中医秘方验方》）。

【主治】　脱肛。

【方药】　观音苋一握

【制法】　切细，和豆浆制成粗豆腐（俗称连渣闹）。

【用法】　内服。

【出处】　李正鸽（《中医采风录》第一集）。

【主治】　脱肛。

【方药】　枳实一两

【用法】　煎汤服，每日服一次，连服五天。

【提示】　枳实宽肠下气，治大便秘结或大便不畅如痢疾等发生的脱肛，枳实药量可酌减为三至五钱。如系脾虚气弱的脱肛则勿用。

【出处】　瑞安县验方（《浙江中医秘方验方集》第一辑）。

【主治】　小儿脱肛，久则坚硬。

【方药】　葱连须斤许

【用法】　煎汤乘热熏洗，软时用手轻轻托入。

【提示】　此方并治疹子内陷不起、发黑，用水揩之，即时红润透出。

【出处】　杭州市余鉴安（《浙江中医秘方验方集》第一辑）。

【主治】　久痢脱肛。

【方药】　乌梅（去核）二十枚

【用法】　水适量，煎服，每日服二次。

【出处】　南靖县灯塔社蔡济民（《采风录》第一集）。

【主治】　解便时直肠出来（脱肛）。

【方药】　脚鱼头　麻油

【用法】　将脚鱼头烧灰，调麻油搽。

【出处】　江西东乡（《中医名方汇编》）。

【主治】　脱肛。

【方药】　猪油（去渣）　蒲黄末一两

【用法】　调匀，涂抹肛门，即缩入。

【出处】　西宁铁路医院（《中医验方汇编》）。

【主治】　脱肛。

【方药】　脱肛散：五倍子　枯矾等分

【用法】　共研细末，每次用五六分铺纸上，将肛门托上。

【出处】 西宁药材公司赵俊卿（《中医验方汇编》）。

【主治】 脱肛。

【方药】 蟠龙散：地龙（带土焙黄）一两 朴硝二钱

【用法】 共研细末，用湿鸡翎蘸药末搽肛门。

【出处】 西宁药材公司赵俊卿（《中医验方汇编》）。

【主治】 脱肛，不论新久均有奇效。

【方药】 黄芪四两 防风一钱

【用法】 水煎服（小儿减半）。

【出处】 永华南路 51 号申道安（《十万金方》第十二辑）。

【主治】 脱肛久而不愈。

【方药】 生芪四两 甘草八钱

【用法】 水煎服。

【出处】 丰宁县白凤朝（《十万金方》第十二辑）。

【主治】 脱肛。

【方药】 口黄芪一两 红白糖一两

【用法】 水煎黄芪，红白糖送下，三四剂痊愈。

【出处】 峰峰矿区何其荣（《十万金方》第十二辑）。

【主治】 脱肛。

【方药】 黄芪四钱 防风二钱

【制法】 水煎。

【用法】 空肚温服，小儿减半量剂。

【治验】 治疗数年脱肛不愈之症。

【出处】 康保县李嵩峻（《十万金方》第六辑）。

【主治】 脱肛。

【方药】 磁石二钱　白面二钱

【用法】 为细末，水调涂囟门上即效。

【治验】 治愈南阳村姚小红等五六人。

【出处】 南阳村姚寿山（《祁州中医验方集锦》第一辑）。

【主治】 脱肛。

【方药】 龟头顶骨一个　田螺适量

【用法】 将田螺捣细绞汁，龟头骨煅存性、研末，二味调和如膏，抹患处。

【出处】 南靖县金山保健院阮美珠（《采风录》第一集）。

【主治】 脱肛。

【方药】 鳖头一个焙黄　五倍子一钱焙

【制法】 共为极细面。

【用法】 敷脱肛处。

【出处】 新乡贺言思（《河南省中医秘方验方汇编》续一）。

【主治】 脱肛。

【方药】 鸭蛋一个　牡蛎三钱

【制法】 先将牡蛎煎水去渣，将鸭蛋放入煮熟。

【用法】 吃蛋喝汤（吃五个可愈）。

【出处】 荥阳何宝谦（《河南省中医秘方验方汇编》续
一）。

【主治】 脱肛。

【方药】 黄芪一两　防风五钱

【制法】 水煎。

【用法】 内服。

【出处】 洛专赵朝贵（《河南省中医秘方验方汇编》续
一）。

【主治】 脱肛。

【方药】 生姜汁　净蜂蜜

【制法】 二味调匀。

【用法】 用鸡羽蘸药汁，抹上即愈。

【出处】 渑池袁书魁（《河南省中医秘方验方汇编》续
一）。

【主治】 气虚下坠，肛门括约肌松弛，肛门脱出。

【方药】 ①生黄芪五钱　升麻三钱
②五倍子一两

【用法】 ①煎服，连服三至五剂。
②煎洗。

【出处】 宁乡龙凤山中医周鉴秋（《湖南省中医单方验方》第二辑）。

【主治】 阴虚脱肛，服参芪无效者。

【方药】 大海参一两　精猪肉八两

【用法】 加盐少许煮吃。

【出处】 长沙市中医吴亦仙（《湖南省中医单方验方》第二辑）。

【主治】 因久泻或生产用力太过，肛门脱出。

【方药】 无花果根皮及叶　冰片

【用法】 无花果叶晒干或焙干，研极细末，加冰片少许碼匀。先用根皮煎水洗肛门，再用小磨麻油调药末擦。

【出处】 宁乡中医董日新（《湖南省中医单方验方》第二辑）。

【主治】 脱肛。

【方药】 党参二两　海带二两

【用法】 炖猪肉吃。

【出处】 大竹县徐诗德（《四川省医方采风录》第一辑）。

【主治】 脱肛。

【方药】 方一：蓑衣草炖猪肉吃，不放盐。

方二：文蛤五钱　蜗牛三个　龙衣一条　焙干研细，调过灯油擦患处。先用斑鸠叶、饿蚂蝗（草药）煎水洗，然后擦药。

【出处】 开县中西医代表会（《四川省医方采风录》第一辑）。

【主治】 脱肛。

【方药】 土人参—两 红苞谷籽—勺

【制法】 炖猪大肠。

【用法】 内服。

【出处】 陈巨伯（《中医采风录》第一集）。

【主治】 直肠脱出。

【方药】 三脚莲 蓖麻子

【制法】 捣烂。

【用法】 敷肛上（内服补中益气汤）。

【出处】 邓维缙（《中医采风录》第一集）。

【主治】 脱肛。

【方药】 九节莲 栗子粉

【用法】 共研末酒调服。单用陈栗粉更效。

【出处】 吉水张宏纪（《江西省中医验方秘方集》第三集）。

【主治】 气虚脱肛。

【方药】 黄芪三两 防风—钱

【用法】 水煎，一日服三次。

【出处】 九台县张兴阁（《吉林省中医验方秘方汇编》第三辑）。

【主治】　脱肛。

【方药】　五倍子三钱　白矾一块

【用法】　水煎趁热洗之，洗时，须用一块干净布垫手托之。

【出处】　镇赉县（《吉林省中医验方秘方汇编》第三辑）。

【主治】　脱肛。

【方药】　葱自然汁　干地龙粉

【用法】　用葱汁洗后，搽地龙粉。

【提示】　地龙即蚯蚓，能治卵肿脱肛，干研为粉，取润滑之葱汁涂搽。

【出处】　金华市金振翼（《浙江中医秘方验方集》第一辑）。

【主治】　便后脱肛，老人小儿皆可用之。

【方药】　瓦松七株　木莲藤一尺

【用法】　煎成浓汁，脱肛时湿洗三至五次自愈。

【出处】　民间验方（《浙江中医秘方验方集》第一辑）。

【主治】　脱肛。

【方名】　民间良方

【方药】　川连三分　川军五分　鲜蚯蚓一条

【用法】　川连、川军水煎服，再用蚯蚓血敷患处。

【出处】　峰峰矿区张贵川（《十万金方》第十二辑）。

【主治】　脱肛。

【方药】　柏树子　蓖麻子　红包谷

【用法】　装入猪大肠内炖服。

【出处】　犍为县朱绍云（《四川省医方采风录》第一辑）。

【主治】　脱肛。

【方药】　乌枚四个　砂仁　僵蚕各二钱

【制法】　水煎。

【用法】　内服。

【出处】　唐琢成（《中医采风录》第一集）。

【主治】　脱肛。

【方药】　牛毛粘一两　白胡椒卅颗　桉木叶三钱

【制法】　冲烂。

【用法】　包额头。

【出处】　程代学（《中医采风录》第一集）。

【主治】　脱肛、腹泻，久治不愈。

【方药】　黄芪二两　滑石一两　鳖鱼首（焙干）一个

【用法】　共为细面，每服四钱一五钱，早晚各服一次，白水送服。

【出处】　怀德县刘忠元（《吉林省中医验方秘方汇编》第三辑）。

【主治】　脱肛。

【方药】　万年青　五倍子末　麻油

【用法】　先将万年青连根洗净，煎浓汁；俟温度适宜洗肛门，揩干，再以麻油润肛门，将五倍子末敷掺之，每日行之。

【提示】　兼灸百会穴。患痔脱肛者无效。

【出处】　金华市翁文教（《浙江中医秘方验方集》第一辑）。

【主治】　脱肛，日久不愈。

【方药】　黄芪四两　党参两　赤芍　防风各三钱

【用法】　水煎服。

【出处】　抚宁陈玉林（《十万金方》第十二辑）。

【主治】　久泻脱肛。

【方药】　米壳三钱　五味子一钱五分　煅石膏三钱　甘草三钱

【制法】　水煎。

【用法】　温服（此大人用量，小儿减半）

【治验】　此方已治愈数十人。

【出处】　涿鹿县邹雅斋（《十万金方》第六辑）。

【主治】　脱肛。

【方药】　红参三钱　黄芪五钱　川芎二钱　升麻二钱

【用法】　水煎，一日服三次。

【出处】　柳河县薛万祥（《吉林省中医验方秘方汇编》

第三辑)。

【主治】 久痢脱肛。

【方药】 乌梅丸加槟榔

【制法】 水煎。

【用法】 内服。

【出处】 陈慰森(《中医采风录》第一集)。

【主治】 脱肛(久痢失治,身弱脱肛仍痢不止)。

【方药】 黄芪一两 滑石三钱 生草二钱 防风五分 红白糖各五钱为引

【用法】 水煎热服,每日一剂。连服三日减轻,七日痊愈。

【出处】 孝义张成善(《山西省中医验方秘方汇集》第三辑)。

【主治】 脱肛。

【方药】 诃子(面包煨)一两 木香三钱 粟壳五钱 白术白芍各三钱

【加减】 寒重加干姜,热重加黄连。

【制法】 诃、香、粟打面,术、芍煎水吞面。

【用法】 每三日服一剂,连服数剂即愈。

【出处】 李兼善(《中医采风录》第一集)。

【主治】 脱肛。

【方药】 黄芪八钱 防风五钱 枳壳二钱 乌梅三钱 升麻

一钱　甘草一钱

【用法】　水煎服。

【出处】　西宁中医院马海如（《中医验方汇编》）。

【主治】　脱肛。

【方药】　黄芪一两　人参三钱　当归三钱　川芎二钱　升麻二钱　甘草二钱

【用法】　水煎服三次。

【出处】　磐石县（《吉林省中医验方秘方汇编》第三辑）。

【主治】　痢症脱肛。

【方药】　焦术一钱五分　北芪二两　龙骨一钱　党参一钱　升麻一钱　柴胡一钱五分　牡蛎五分　广皮一钱　云连一钱　炙草五分　当归一钱五分

【用法】　石榴皮为引，净水煎服。

【提示】　此方系秘方。

【出处】　江西于都罗坳林振祥（《中医名方汇编》）。

【主治】　痢疾后脱肛便血。

【方药】　补中汤加杭芍　黄连　黄芩　赤石脂　白芷

【用法】　水煎服。分量可按年龄酌定。

【加减】　血甚加焦地榆，大便不利加大黄。

【出处】　西宁市卫协（《中医验方汇编》）。

【主治】 脱肛。

【方药】 潞党参四钱 贡术二钱 升麻一钱 黄芪四钱 北五味七分 牡蛎二钱 炙甘草四钱 枣皮三钱 赤石脂一钱五

【制法】 水煎汁。

【用法】 内服,连服二至三剂。

【出处】 竹溪县(《湖北验方集锦》第一集)。

【主治】 脱肛(并治子宫脱出)。

【方药】 补中益气汤加粟壳(蜜炒) 诃子(面包煨) 肉蔻(面包煨) 木香(用量按年龄体质而定)

【制法】 水煎。

【用法】 内服(服药期必须静卧休息),连服数剂。

【出处】 何奉璋(《中医采风录》第一集)。

【主治】 痔疮,脱肛,子宫脱出等症。

【方药】 提肛散:川芎一钱 黄连六分 黄芩钱半 白芷二钱半 赤石脂三钱半 黄芪三钱 党参三钱 白术二钱 陈皮钱半 升麻一钱 柴胡一钱 归身二钱 生甘草钱半

【用法】 水煎服。

【提示】 此方治男、妇、小儿均有效。

【出处】 西宁药材公司赵俊卿(《中医验方汇编》)。

【主治】 脱肛,日久不愈。

【方药】 黄芪 人参 甘草 白术 陈皮 当归 升麻 柴胡

【用法】 水煎服。

【出处】　东阳村王培田（《祁州中医验方集锦》第一辑）。

【主治】　脱肛（俗名吐肠头）。

【方药】　党参一两　槐花五钱　生芪六钱　当归三钱　升麻三钱　地榆三钱　猬皮三钱　炙甘草一钱五分

【用法】　水三碗煎至一碗，半分作二次服；或用猪大肠炖服亦可。

【出处】　长泰县火箭社保健院黄文星（《采风录》第一集）。

【主治】　脱肛。

【方药】　党参三钱　白术三钱　茯神三钱　甘草二钱　广香一钱　黄连一钱　陈皮一钱半

【用法】　用水煎服。外用沸水装在老夜壶内熏患处。

【出处】　奉节县向生林（《四川省医方采风录》第一辑）。

【主治】　脱肛。

【方药】　补中益气汤加粟壳、豆蔻（分量酌用）

【制法】　水煎。

【用法】　内服。

【出处】　顾骏发（《中医采风录》第一集）。

【主治】　脱肛。

【方药】　炙黄芪五钱　焦白术二钱　陈皮二钱　升麻一钱

当归二钱　柴胡五分　甘草一钱　西党参三钱

　　【用法】　水煎两次，先后温服。

　　【出处】　蔡细根（《崇仁县中医座谈录》第一辑）。

　　【主治】　脱肛。

　　【方药】　西党参五钱　黄芪四钱　归身三钱　白术三钱　广皮一钱半　柴胡一钱　升麻二钱　炙草二钱　阿胶三钱　地榆三钱

　　【用法】　水煎二次，先后温服。

　　【出处】　李元芳（《崇仁县中医座谈录》第一辑）。

　　【主治】　脱肛。

　　【方药】　枳壳三钱　黄芪五钱　五倍子一钱　升麻一钱　益智仁三钱　党参三钱　槐花三钱

　　【煎法及用法】　用水二茶杯，煎至一茶杯，清出去渣，饭前温服。隔三小时，渣再煎服。

　　【出处】　（《青海中医验方汇编》）。

　　【主治】　脱肛。

　　【方药】　党参二钱　炙草二钱　白术二钱　当归三钱　陈皮一钱半　炙芪三钱　升麻一钱半　柴胡一钱半　生姜三片　枣（去核）二枚引

　　【用法】　水煎温服。

　　【出处】　刘达三（《大荔县中医验方采风录》）。

　　【主治】　脱肛。

　　【方药】　防风二钱　瓜蒌二钱　米壳二钱　蛇床子二钱　榴

皮_{二钱}　鸡冠花_{五钱}　茜草根_{三钱}　生卷柏_{三钱}

【用法】　共为细面，每服二钱，白酒调服。

【出处】　桦甸县（《吉林省中医验方秘方汇编》第三辑）。

【主治】　脱肛。

【方药】　黄芪_{四钱}　党参_{三钱}　白术_{三钱}　升麻_{一钱半}　陈皮_{二钱}　枳壳_{三钱}　甘草_{一钱}

【用法】　水煎服。

【出处】　西宁中医院何文德（《中医验方汇编》）。